Dr. med M. O. Bruker

Zucker, Zucker...

– Krank durch Fabrikzucker –

„Aus der Sprechstunde“ Band 12

Dr. med. M. O. Bruker
Ilse Gutjahr

Zucker, Zucker...

– Krank durch Fabrikzucker –

Von **süßen** Gewohnheiten
dunklen Machenschaften
und **bösen** Folgen für unsere Gesundheit

7. Auflage, 2008

ISBN 978-3-89189-034-9

Umschlaggestaltung: Martin Gutjahr-Jung
Foto: Martin Gutjahr-Jung

Gesamtherstellung: Kösel, Krugzell

Inhaltsverzeichnis

Vorwort 7

Teil I

Anklage 19

Dem Täter auf der Spur 21

Patienten- und Leserbriefe 21

Unzureichende Ausbildung der Ärzte . . . 41

Grundsätzliches 52

Klärung der Begriffe 54

Zucker und Zucker ist nicht identisch 54

– Zucker: Der Stoff, den die Natur uns gibt 59

– Fabrikzucker: Der Stoff aus dem Labor . 63

– Ist brauner Zucker besser als weißer? . . . 68

– Das Zucker-Alphabet 70

Sogenannte „Süße Alternativen" 76

– Der große Irrtum – Fruchtzucker für den Diabetiker 76

– Süßstoffe – Zuckerersatzstoffe 77

– Isoglucose – das Zuckergeschäft der Zukunft 81

Was sagen Sie zu meiner Ernährung, Herr Doktor? 87
Bonn wirbt für Zuckerindustrie 90

Peinliche Fragen zum Schadstoff Zucker . . . und Hintergründiges 92
Ist unsere Lebensweise noch in Ordnung? 104
Beeindruckende Forschungsergebnisse . . . 106
Seit Urzeiten Honig 109
Zuckerverbrauch in Deutschland 110
Zuckerverbrauch in Industrieländern 111
Was die Bundesbürger naschen 112

FDA wäscht Zucker rein 115
Handhabe für irreführende Aussagen 121
Der Zucker soll TV lieben lernen 129
Widerspruch 130
FDA nimmt Forschungsergebnisse nicht zur Kenntnis 132

Zielgruppen:

Schwangere, Säuglinge, Kleinkinder, Kinder, Jugendliche, Hausfrauen, Berufstätige, Sportler, Männer, Kranke, Sterbende, Dritte Welt 137

Teil II

Chemische Daten
Klinische Bilder 153

Psychische und physiologische Auswirkungen des übermäßigen Zuckerkonsums 155

Die Entwicklung des Zuckerkonsums 156

Hormonelle Reizwirkung des Zuckers . . . 157

Glukosespiegel und Aufbau des fetalen Hirns 161

Die Regulation der Glucohomöostase 164

Hormonelle Steuerung der Stoffwechsel- und Wachstumsvorgänge 166

Beziehungen des Zuckers zum Vitaminhaushalt 170

Vitamin B 1, Aneurin, Thiamin 173

– Chemische Daten 174

– Das klinische Bild 187

Vitamin B 2, Laktoflavin, Riboflavin 195

– Chemische Daten 196

– Das klinische Bild 202

Nikotinsäureamid 204
– Chemische Daten 204
– Das klinische Bild 207

Pantothensäure 210
– Chemische Daten 210
– Das klinische Bild 212

Biotin 214
– Chemische Daten 214
– Das klinische Bild 215

Praktische Bedeutung der Ergebnisse der Vitaminforschung 216

Zuckermenge und Vitamin-B-Bedarf . . . 218

Aneurindefizit in der Nahrung der Durchschnittsbevölkerung – bedrohlich in der Krankenkost 220

Verstärkung der Zuckerschäden durch gleichzeitigen Grau- und Weißmehlgenuß 224

Schäden durch isolierten Zucker in der Literatur 228
– Aus umfangreicher Materialsammlung einige Stimmen bekannter Wissenschaftler 228

Tendenz, die Gefahren des Zuckers zu bagatellisieren 236

Zucker und Zahnkaries 240
Die Aktion Eben-Ezer 246
Die Aktion Mönchweiler 249

Zucker als „Kalkräuber" 252

Zucker und Arteriosklerose bzw. Herzinfarkt 255
Zucker und Kinderlähmung 259
Zucker und Diabetes 260
Zucker und Fettsucht 262
Zucker und Akne 262
Zucker und Magengeschwüre 263
Zucker und Krebs 264
Zucker und Resorptionsgeschwindigkeit 265
Zucker und Leberschäden 266
Zucker und Sucht 267
Zucker – Kriminalität und Verhaltensstörungen 268
Zucker und Mineralstoffe 274
Das Krankheitsbild Saccharidose 276

Eigene klinische Erfahrungen mit fabrikzuckerfreier Ernährung 277
Isolierter Zucker macht Vollwertnahrung unverträglich 277
Das Verträglichkeitsproblem 279
Kombinationsdiätetik 281
Grundregeln 283
Womit darf man denn überhaupt noch süßen? 295
Zur Illustration einige Krankheitsfälle aus meiner Praxis 301
Forderndes Schlußwort 309
Stichwortverzeichnis 311
Literaturnachweis 319

Vorwort

Mein erstes Buch über die Schadwirkung des Fabrikzuckers verfaßte ich vor etwa 30 Jahren. Als ich in meiner ärztlichen Tätigkeit in Klinik und Praxis feststellte, daß der Fabrikzucker in mehrfacher Hinsicht an der Entwicklung der ernährungsbedingten Zivilisationskrankheiten beteiligt und außerdem ein wesentliches Hindernis bei der Behandlung und Heilung dieser Erkrankungen ist, wies ich in Schriften auf diese wichtigen Zusammenhänge hin. Die Wirtschaftliche Vereinigung Zucker gab mir durch ihren Rechtsanwalt Holste zu verstehen, daß sie nicht bereit sei, weitere Hinweise auf die Gesundheitsgefährdung durch Fabrikzucker zu dulden.

Martin Holste — *(24 a) Hamburg 1, d. 14. 12. 60*
Rechtsanwalt — *Ballindamm 37/III*

Herrn Dr. med. M. Bruker
Facharzt für innere Krankheiten
Eben-Ezer-Krankenhaus
Lemgo/Lippe

Sehr geehrter Herr Dr. Bruker!
Die Wirtschaftliche Vereinigung Zucker e. V., Bonn,

und eine Gruppe der in diesem Verband zusammengeschlossenen Zuckerfabriken in der Bundesrepublik haben mich gebeten, Ihnen Nachstehendes mitzuteilen:

1. Bei aller Würdigung der Freiheit von Lehre, Forschung und Wissenschaft können die von Ihnen seit einiger Zeit in der Bekämpfung des Zuckers wegen dessen angeblicher Gesundheitsschädlichkeit angewendeten Mittel nicht gebilligt werden.

2. Sie schreiben Firmen der werbungstreibenden Wirtschaft, Zeitungs-, Zeitschriftenredaktionen und Verleger unmittelbar an und fordern zur Einstellung der Werbung für Zucker auf unter Bezugnahme auf

a) Schädigung der Volksgesundheit
b) angebliche strafbare trügerische Werbung im Sinne § 3 UWG
c) Schadensersatzpflicht der Verbreiter der Zuckerwerbung
d) Strafbarkeit und Staatsanwaltschaft, die sich für diese „Machenschaften" interessiere
e) Vermeidung von „unangenehmen Weiterungen" und
f) zum Teil unter Berufung auf eine eigene wissenschaftliche Stellungnahme in einem Sonderdruck in der Zeitschrift „Diaita" Nr. 56 unter dem Titel „Die Schlüsselstellung des Zuckers in der Pathogenese", in der Sie einen ärztlichen Erfahrungsbericht über Verabreichung von zuckerfreier Kost an Patienten Ihrer Klinik geben.

3. Damit verletzen Sie die Rechte der Zuckerfabrikanten auf ungestörte Ausübung ihrer eingerichteten und ausgeübten Gewerbebetriebe. –

Letztere sind nach § 823 BGB geschützte Rechtsgüter.
4. Sie werden daher um Mitteilung gebeten, ob Sie bereit sind, ohne Inanspruchnahme der Gerichte diesen unter 2. aufgeführten Teil Ihrer Betätigung in Zukunft einzustellen.
5. Es liegen mir bereits Urteile vor, in denen Vortragsreisende wegen gleichartiger Äußerungen und Betätigungen zur Unterlassung und zum Schadensersatz verurteilt sind.
6. Falls Ihnen eine persönliche Unterredung zum Zwecke der Festlegung der erlaubten von der unerlaubten Betätigung erwünscht ist, wird um Angabe eines Ihnen erwünschten Orts und der Ihnen erwünschten Zeit höflich gebeten.

Mit vorzüglicher Hochachtung
gez. Unterschrift

Sie forderte mich auf, diese Tätigkeit in Zukunft zu unterlassen, mit der Begründung, daß bereits mehrere „Redner im Umherziehen" aus ähnlichen Gründen prozeßrechtlich verfolgt worden seien. Da in meinen Schriften nichts behauptet wurde, was nicht wissenschaftlich nachweisbar war, entschloß ich mich, um weiteren Bedrohungen zu entgehen, eine kurze wissenschaftliche Dokumentation zu verfassen. Diese Schrift trug damals den Titel „Der Zucker als pathogenetischer Faktor".

Ich hatte bei der Titelnennung in erster Linie an meine ärztlichen Kollegen gedacht. Doch von deren Seite kam keine Resonanz. Dies ist verständlich, denn in der universitären Ausbildung der Mediziner ist das Wissen um die Zusammenhänge zwischen Fehlernährung und daraus resultierenden Krankheiten ausgeschlossen. Dieser skandalöse Mißstand ist bis heute nicht behoben.

Es zeigte sich damals, daß das größere Interesse bei an Gesundheitsfragen interessierten Laien vorhanden war. Die zweite Auflage des Büchleins wurde daher in „Zucker und Gesundheit" umbenannt. Da Fabrikzucker jedoch ein krankmachender Faktor ist, erschien die Broschüre später unter dem Titel „Krank durch Zucker". Sie enthielt zahlreiche chemische und wissenschaftliche Daten über die Bedeutung der Vitamine auf die Stoffwechselvorgänge, die inzwischen einer umfassenden Ergänzung bedürfen.

Ich bin dankbar, nach einer so langen Zeitspanne dieses Thema interessierten Lesern noch einmal in ausführlicher Form vorlegen zu können, denn

Zucker ist nicht nur süß, sondern gefährlich.

Zucker zaubert – sagt die Industrie.

Ich behaupte:

Zucker zaubert Krankheiten herbei.

Jeder, der sich dem heißen Thema Zucker kritisch zuwendet, muß mit Repressalien von seiten der Zuckerindustrie rechnen.

Nach mehr als 60jähriger ärztlicher Erfahrung in Klinik und Praxis erlaube ich mir, zum Thema Zucker noch einmal Bilanz zu ziehen. Besser gesagt: Ich fühle mich dazu gedrängt.

Das Wohl meiner Patienten lag mir immer mehr am Herzen als die Lockmittel der Industrie. Das Anbieten von Blankoschecks ist dem süßen Gewerbe nicht fremd. Die Abwertung von Kritikern, die auf die gesundheitsschädliche Wirkung ihrer Produkte hinweisen, ist der Nahrungsmittelindustrie und ihren Interessenvertretern geläufig. Gewisse Institutionen und ihre

So berichtete Dr. Ralph Bircher von einem Erlebnis des großen Danziger Chirurgen Erwin Liek im Jahre 1934:
„Ein distinguierter Herr von gefälligem Wesen suchte ihn auf und bat ihn um einen Presseartikel nicht über den Zucker, aber über die Schokolade, die ja sehr viel Fabrikzucker enthält. Der Artikel, den Liek liefern sollte, brauchte kein Lob der Schokolade zu enthalten. Er sollte lediglich deren Nährwert behandeln. Gleichzeitig habe der Herr einen vom Syndikat der Schokoladenfabriken zum voraus unter-

zeichneten Blankoscheck auf den Tisch gelegt, in welchen der berühmte Chirurg bloß die Summe – nach seinem Gutfinden – einzutragen brauchte. Unnötig zu sagen, daß ein Liek höflich abgelehnt hat.“

Vertreter lassen bis heute noch keine Gelegenheit aus, meine Arbeit und mich in Mißkredit zu bringen.

Schon vor 40 Jahren packte mich die Wut, wenn ich sah, mit welcher Unverfrorenheit die Zuckerindustrie Werbung machte. Noch erschütternder war, daß von seiten der Ärzteschaft keine Reaktion erfolgte. Verglichen mit den heutigen Werbepraktiken und Verschleierungstaktiken der Zucker- und Süßwarenindustrie waren die damaligen Strategien allerdings verhältnismäßig harmlos.

Wer Unrecht schweigend hinnimmt, heißt es, macht sich mitschuldig. Da ich auch nach ca. 40jähriger Erfahrung mit dem süßen Stoff nicht bereit bin, die damit verbundene weltweite Gesundheitsgefährdung unzähliger Menschen und die gewissenlose Vorgehensweise der Zuckerindustrie hinzunehmen, muß ich reden, denn die praktischen Auswirkungen in der breiten Bevölkerung sind wesentlich schlimmer als wissenschaftliche Forschungen vermuten lassen.

Wer die Wahrheit sucht, sagt Boris Pasternak, *muß allein bleiben und mit all denen brechen, die sie nicht genügend lieben.*

Ich bin bereit, diesen Weg zu gehen.

Dr. M. O. Bruker
Arzt für innere Medizin
Lahnstein, Oktober 1991

Etablierte Ernährungsmediziner setzen die Verschleierungstaktik fort. Ein groteskes Beispiel ist die Zahnkaries. Dabei wird empfohlen, niedermolekulare Kohlenhydrate (= Fabrikzuckerarten!) nicht *zwischen* den Mahlzeiten sondern *zu* den Mahlzeiten zu verzehren. Auch dem Diabetiker werden nach wie vor Fabrikzuckerarten nicht vorenthalten, um angeblich seine „Lebensqualität“ nicht einzuschränken.

Die ursächliche Heilbehandlung wird mehr denn je sträflich vernachlässigt. Noch immer befindet sich der Mediziner in einem Hamsterrad zwischen Ethik und Profit. Der Arzt darf sich jedoch niemals wirtschaftlichen Interessen beugen, sondern ist der Wahrheit verpflichtet.

Lahnstein, Februar 2001

Dr. med. Jürgen Birmanns

Ich definiere Globalisierung als die Freiheit unserer Firmengruppe, zu investieren, wo und wann sie will, zu produzieren, was sie will, zu kaufen und verkaufen, wo sie will und alle Einschränkungen durch Arbeitsgesetze oder andere gesellschaftliche Regulierungen so gering wie möglich zu halten.

Percy Barvenik,
Präsident der Asea-Brown-Bovery-Gruppe,
einer der mächtigsten Konzerne der Welt

Maria Mies: *Globalisierung von unten*, Rotbuch Verlag

Zucker ist in seiner raffinierten Form nach wie vor der Gesundheitskiller Nr. 1. Im Zusammenspiel mit anderen minderwertigen Fabriknahrungsmitteln ist er verantwortlich für die Entstehung zahlreicher ernährungsbedingter Zivilisationskrankheiten. Das vorliegende Buch belegt diese seit langem bekannten Zusammenhänge vor dem Hintergrund jahrzehntelanger ärztlicher Erfahrung und wissenschaftlicher Erkenntnisse.

Selbstverständlich wehrt sich die Nahrungsmittelindustrie mit unglaublicher Vehemenz gegen die Verbreitung wirtschaftlich unabhängiger Informationen. Schließlich haben Riesenkonzerne wie Nestlé, McDonald's oder Coca Cola einiges zu verlieren – es geht hier um Milliardengeschäfte.

Da wir täglich auf Nahrung angewiesen sind, finden sich zahllose Wege, unser Verhalten als „Verbraucher“ zu beeinflussen. TV-Spots, Radiojingles, Anzeigen in Zeitschriften, auf Plakatwänden, Bussen und Bahnen ... vor der „Medienkeule Werbung“ gibt es kein Entkommen. Die Informationsflut ist überwältigend und kommt zudem immer öfter gut getarnt daher – als Produktwerbung in Form von Pressemitteilungen oder aus scheinbar seriöser, „wissenschaftlich“ gesicherter Quelle. Darüber hinaus wird der Einfluss der Nahrungsmittelindustrie auf Universitäten, auf die Aus- und Fortbildung der Ärzte, auf Pflegepersonal, Apotheker, Schulen, Kindergärten, soziale Einrichtungen und andere Berufsgruppen immer größer.

Die Herkunft vieler „Gesundheitstipps“ ist in manchen Fällen nur schwer zu ermitteln, oft läßt sich jedoch relativ leicht erkennen, wer von den „neuesten medizinischen Erkenntnissen“ profitieren wird.

- Gekaufte Professoren verbreiten die These *Fett macht fett*, um von den eigentlichen Dickmachern, den raffinierten Kohlenhydraten, abzulenken.
- Der Begriff *Zuckerkrankheit* soll abgeschafft werden, da Diabetes angeblich nichts mit dem Verzehr von Fabrikzucker zu tun habe,

sondern genetisch bedingt sei. Die Entwicklungsgeschichte der Ernährung, ethnologische Erkenntnisse, die Beobachtungen am Patienten über Jahrzehnte, eindeutige Erfahrungswerte – all diese Aspekte werden bei einer solchen Betrachtungsweise ausgeblendet.

- Karies, so unlängst der Bericht einer Zahnärztin in der Frauenzeitschrift *Journal für die Frau*, entstehe durch Streß(!) – über Fehlernährung und den Verzehr von Süßigkeiten verliert sie kein Wort ...

Medizinische Fachbücher werden gelegentlich schon von Nahrungsmittelkonzernen finanziert. Es versteht sich von selbst, daß kritische Stimmen zu Fast food und Fabriknahrung darin nicht erwünscht sind.

Zuckerkonzerne und Nahrungsmittelkonzerne sind meistens untrennbar miteinander verbunden. Zuckerkonzerne fusionierten und entwickelten sich zeitig durch Diversifikation (Ausweitung des Warensortiments). „Südzucker" ist zum Beispiel der größte europäische Zuckererzeuger und gleichzeitig einer der größten deutschen Nahrungsmittelkonzerne. Sogenannte Wachstumsträger wurden in den letzten Jahren zum Spezialgeschäft, zu dem zuckerfreie Süßmittel und Nahrungsergänzungsmittel mit „gesundheitsfördernder“ Wirkung gehören. Speiseeis und Tiefkühlkost kamen nach Umstrukturierung der Schöller-Gruppe hinzu, auch der Trend zu Functional-Food-Produkten steigert die Absatzmöglichkeiten. Der Konzern will mit seinen zahlreichen Produkten auch in andere Märkte, zum Beispiel die amerikanischen, vordringen.

Wen wundert es da noch, daß die Zuckerindustrie sich gegen den Vorschlag der Europäischen Kommission wehrt, alle Einfuhrhindernisse für Lieferungen aus den 48 ärmsten Staaten der Welt zu beseitigen? Eine Liberalisierung des Zuckermarktes wäre wohl die Folge und würde die bisherigen Pfründe der Konzerne schmälern.

Der Verzehr des Schadstoffs Zucker mit all seinen gesundheitlichen Nachteilen ist davon nicht betroffen und weiterhin im Trend. Das US-Landwirtschaftsministerium meldet für Europa derzeit einen Durchschnittsverzehr von rund 150 Pfund Fabrikzucker pro Kopf und Jahr. Aufklärung ist daher dringend nötig. Es war Dr. M. O. Bruker, der dieses heiße Thema so unerschrocken, mutig und bis heute gültig in die Öffentlichkeit getragen hat.

Lahnstein, 6. Januar 2003 Ilse Gutjahr

Teil I

Anklage

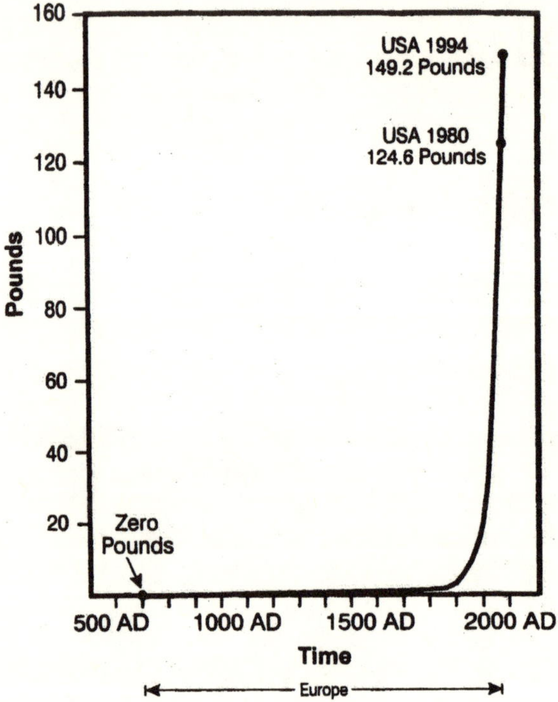

Figure 2.

Total refined sugar consumption per person per year.

Source: U.S. Department of Agriculture.

1 US-Pound = 454 g

Dem Täter auf der Spur

Patienten- und Leserbriefe

Als Einstieg in die Zuckerproblematik sollen aus tausenden von Patienten- und Leserbriefen einige herausgegriffen und vorangestellt werden. Sie zeigen, in welchem Maße der Zucker ein krankmachender Faktor ist.

...Anfang Oktober vorigen Jahres besuchte ich Sie wegen meiner Colitis ulcerosa (geschwürige Dickdarmentzündung), die sich während der Behandlung durch hiesige Ärzte nur verschlimmerte.

Nun teile ich Ihnen in Dankbarkeit mit, daß sich seit meinem Besuch bei Ihnen mein Krankheitszustand mehr und mehr besserte, da ich mich strikt an Ihre Behandlungsmethode bezüglich der Ernährung hielt (striktes Weglassen aller Fabrikzuckerarten, Ersetzen der Auszugsmehle durch Vollkornprodukte und ein gewisser Frischkostanteil). Ein Jahr später – also im Oktober dieses Jahres – wurde ich nach der Enduntersuchung durch eine Darmspiegelung gesundgeschrieben, und inzwischen arbeite ich wieder.

Axel B., W.

Ich las mehrere Kleinschriften von Ihnen, u. a. den Artikel „Heilerfolge mit zuckerfreier Kost".

Da ich seit etwa drei Jahren an Magenbeschwerden leide, vermied ich, aufgrund Ihrer Hinweise, jeden Zuckergenuß.

Das Ergebnis wirkte wie eine Offenbarung. Die Beschwerden verschwanden.

N. N.

Sehr geehrter Herr Kollege Bruker,
Ihre geäußerte Ansicht über die Schädlichkeit des Zuckers auch in Spuren kann ich aus meiner fast 30jährigen Diätpraxis voll bestätigen. Ich bin Therapeut, der gegen den Zucker Stellung nimmt, schaffe mir dadurch keine bequeme Stellung. Andererseits könnte ich über verblüffende Erfolge durch zuckerlose Kost Bände schreiben!

Dr. Alfred M., B.

Auf Empfehlung von Herrn Dr. E., Orthopäde und Chirurg, der Sie selbst kennt, habe ich mir Ihre wichtigsten Bücher gekauft. Ich leide an Osteoporose, Gallensteinen, ab und zu hohem Blutdruck und Störungen im Verdauungsbereich.

Vor etwa acht Wochen habe ich mit der fabrikzukkerfreien Vollwertkost angefangen. In dieser kurzen Zeit sind alle Blutwerte normal. Dies war vorher nicht der Fall. Die Osteoporose ist gestoppt.

Hildegard M., München

Erst durch Ihre beiden Prospekte bin ich dahintergekommen, um was es sich in der Zuckerernährung alles dreht. Ich bin so ein Fall, von dem Sie schreiben, bei manchen Menschen wirke Kuchen wie Gift. Ich glaube, schon von Kindheit an wurde daher der ständige nervöse Zustand bei mir hervorgerufen. Nun habe ich die Gesichtsneuralgie nicht mehr. Ich hatte Zeiten, wo ich sie jeden Tag am laufenden Band spürte, sobald ich etwas mit Zucker aß. Ich studierte immer, was war denn nun wieder schuld, denn daß es mit dem Essen zusammenhängt, war mir einwandfrei klar.

N. N.

Nach dem Genuß Ihrer Bücher stand für uns fest, daß wir unsere Ernährung in der von Ihnen beschriebenen Weise umstellen. Seitdem ist in unserer Familie eine positive Wandlung eingetreten. Mein Vater und meine Mutter sind von ihrer chronischen Magenempfindlichkeit geheilt und essen genau wie ich Obst, Kohl, Vollkornbrot und alle die Dinge, die man glaubte nicht vertragen zu können. Meine Mutter konnte, wie von Ihnen versprochen, auf jegliche Abführmittel verzichten, die sie immerhin dreißig Jahre gebraucht hatte. Mein Vater wurde beim letzten Arztbesuch ganz erstaunt gefragt, wie es zu seinen niedrigen Cholesterinwerten käme, gegen die er jahrelang behandelt wurde.

Bei mir selber ist eine ständige Magenreizung völlig verschwunden, seitdem ich Zucker in jeglicher Form gestrichen habe.

Mein Mann, der eine unangenehme Rückengeschichte im Lendenwirbelbereich hat, ist nun fast frei von Beschwerden.

Alles in allem sind alle Familienmitglieder entgegen erster Bedenken begeistert bei dieser neuen fabrikzuckerfreien vitalstoffreichen Vollwerternährung, bei der man sich leistungsfähiger und gesünder fühlt.

Evelyn und Eckhard M., L.

Erlauben Sie mir bitte, hiermit meinen tiefsten Dank auszudrücken, daß Sie mir durch die Anregungen in Ihrem Buch „Leber-, Galle-, Magen-, Darm- und Bauchspeicheldrüsenerkrankungen" zur Gesundheit zurückgeholfen haben!

Nach einer „frisch infizierten Hepatitis" im September des Vorjahres gelang es nirgends, wirklich zu helfen und die protrahiert verlaufende Erkrankung zu heilen. Erst durch den Einsatz Ihrer Vorschläge erfolgte eine rapide Verbesserung zum Erstaunen der Ärzte, die vor allem die Bedeutung der zucker- und mehlhaltigen Speisen und Getränke nicht erkennen, schon gar nicht die Bedeutung der Getreidekost und des roh verzehrten Obstes und Gemüses. Kurz die Transaminasewerte:

	GPT
8.3.	*nicht meßbar, über 500*
15.4.	*90*
14.5.	*21*
15.6.	*16*

	GOT
8.3.	*251*
15.4.	*18*
14.5.	*8*
15.6.	*10*

	GGT
8.3.	*61*
15.4.	*68*
14.5.	*–*
15.6.	*13*

Einsetzung mit der Ernährung nach Ihren Vorschlägen ca. 1.4.1990.

Götz R., L.

Seit zwanzig Jahren habe ich unter Kopfschmerzen, Migräne und anderen unschönen Dingen gelitten. Vor einem Jahr war ich keinen Tag ohne Schmerzen. Lange Zeit lebten wir nach Kostplänen von Herrn Dr. Bircher-Benner. Leider konnte ich, wie wohl viele Menschen, die rohen Getreidegerichte nicht vertragen. Als ich Ihr Buch „Krank durch Zucker" gelesen hatte, habe ich am anderen Tag radikal alles aus meinem Speiseplan gestrichen, was auch nur in geringsten Spuren Zucker o. ä. enthält. Seit diesem Tag kann ich Vollkornbrote und Frischkornbrei ohne jegliches Problem essen.

Dadurch, daß meine unerträglichen Schmerzen

aufgehört haben, bekam ich soviel Kraft und neue Energie, daß es mir sehr leicht fällt, auf alle Genußgifte und auf alles Schädliche zu verzichten.

Also praktisch über Nacht verschwanden fast alle Beschwerden. Die Migräne ist zu 95% geheilt, und ich bin auch im Sport wesentlich leistungsfähiger geworden.

Helga K., F.

Sehr geehrter Herr Dr. Bruker,
nachdem ich das Glück hatte, 1979 zum ersten Mal in Ihrer Klinik in Behandlung zu sein, hat sich in den nachfolgenden 17 Monaten ein wesentlicher Erfolg eingestellt, der bis heute angehalten hat. Und für diesen Erfolg, der ja nur noch mit Ihrer Hilfe möglich war, möchte ich mich bei Ihnen recht herzlich bedanken.

Über meinen Krankheitsverlauf möchte ich Ihnen einige Informationen zukommen lassen. 1944 erkrankte ich an der Front an infektiöser Gelbsucht. Um nicht in russische Gefangenschaft zu kommen, machte ich trotz dieser Erkrankung den Rückmarsch mit und wurde Ende März 1945 verwundet. Danach – ausgemergelt und erschöpft – wurde ich in Berlin am Knie operiert. Nierenentzündung und Fieber erschwerten den Krankheitsverlauf. Ich wurde als Kriegsbeschädigter aus dem Lazarett entlassen und kurze Zeit später erneut in ein Krankenhaus eingewiesen. Beschwerden: Erbrechen, Druckgefühl im Oberbauch, Schweißausbrüche, Kreislaufbeschwer-

den, Schlaflosigkeit und „kaputte Nerven". Im Krankenhaus verordneten die Ärzte Schonkost und jeden Morgen Magenspülungen. Statt Verpflegung mußte ich erstmal morgens den Schlauch schlucken. Es war grausam.

In den Folgejahren immer wieder Krankenhausaufenthalte. Diagnose: chronisch-aggressive Hepatitis. Besuchte ich in den vielen nachfolgenden Jahren meines Leberleidens den Arzt, wurden immer wieder die gleichen Untersuchungen vorgenommen, die immer mehr zu Strapazen ausarteten: laufend Blutuntersuchungen, Urinabgabe, Durchleuchtungen und Röntgenaufnahmen, am Tag bis zu 30mal und insgesamt gesehen viele 100male, Diagramme und dergleichen, Gastro- und Endoskopien, Leberspiegelungen mit gezielten Punktionen (Laparoskopien), Leberblindpunktionen. Ich wurde z.B. bei einer Leberspiegelung, die vor ca. 15 Ärzten stattfand, siebenmal punktiert und insgesamt 30mal. Ich erhielt 250–300 Infusionen, bei einem Krankenhausaufenthalt alleine 100 Stück hintereinander. Man operierte mich und versuchte, dadurch die Schmerzen zu lindern. Blinddarmoperation auf Verdacht. Gallenblasenoperation, zwei Operationen der Harnwege, dann die grundverkehrte Ernährung, die immer wieder von den Ärzten empfohlene Leberschonkost, als einzigsten Hinweis, den Alkohol zu meiden, dazu die vielen verordneten Medikamente. Ich möchte nur einige aufzählen: Lebertabletten Hepagrisevit für chronisches Leberleiden, Tranquo-

Adamo für starke Schmerzen, Ceolat-Compositum – Beseitigung von Völlegefühl, Helopanflat gegen Blähungen und Verdauungsbeschwerden, Valium und Librium als Schlaftabletten von meinem Hausarzt! Zusätzlich ca. 10 Sorten vom Urologen, wo u. a. auch Medikamente dabei waren mit dem Hinweis „für Leberschaden nicht geeignet!“. Außerdem erhielt ich vom Chirurgen Spritzen, wenn ich mit meinen Verwundungen nicht mehr weiter wußte.

Es wurden fast alle Untersuchungen angewendet. Ich diente als Versuchskaninchen, nur meine Leber wurde trotz der vielen Untersuchungen immer schlechter! Ich fühlte mich wie ein Auto ohne Benzin. Der Tank war leer, ohne Energie. Ich hatte ständig Druck im Oberbauch und schlaflose Nächte. Ich war physisch und nervlich am Ende.

Von den Ärzten hörte ich nur, ich müßte mich mit meiner Krankheit abfinden, es gäbe keine Hilfe. Man hatte mich ganz aufgegeben, ich erhielt nicht die geringste Lebenschance!

Durch Zufall erfuhr ich über einen Kollegen Ihre Adresse, und trotz des großen Widerstandes meines Arztes, der Ihre Klinik, ohne Sie zu kennen, als unglaubwürdig hinstellte, landete ich bei Ihnen.

Hier wurde ich gründlich von Ihnen untersucht, und schon am nächsten Morgen fing die Behandlung an. Ich muß ganz ehrlich gestehen – die ersten 10 Tage waren nicht angenehm. Ich hatte kei-

nen Appetit und Kopfschmerzen. Der Schlaf war auch nicht gerade gut. Ich war schon kurz vorm Kofferpacken.

Nach ca. 2 Wochen trat eine Wende ein. Das Essen schmeckte, die Kopfschmerzen ließen nach, mein Wohlbefinden wurde von Tag zu Tag besser, und nach jeder nur spürbaren Verbesserung schöpfte ich neue Hoffnung, evtl. doch noch ein wenig weiterleben zu dürfen. Meine hohen Leberwerte verringerten sich, mein Kreislauf normalisierte sich, und ich bekam neuen Lebensmut. Und das alles viel angenehmer, einfacher, besser, gesünder und schöner! Ohne die vielen chemischen Medikamente und strapaziösen Untersuchungen!

Ich hatte das Gefühl, als wäre ich dem Friedhofsgärtner im letzten Augenblick von der Schaufel gesprungen! Ja, das stimmt. Diesen Satz kann ich heute bekräftigen. Nur durch Ihre ärztliche Hilfe bin ich heute noch am Leben.

Leider kennen Ihre Heilmethode so wenige Menschen. Bei einer bestimmten Schicht kann man es auch folgendermaßen formulieren: Sie will keine Vernunft annehmen und hält lieber Schmerzen aus.

Seit meinem ersten Aufenthalt in Ihrer Klinik und den Ernährungsberater-Kursen haben sich meine Augen sehr weit geöffnet. Ich kann Ihnen, Herr Dr. Bruker, nur meine volle Anerkennung und meinen Dank aussprechen. Hoffentlich bleiben Sie uns noch recht, recht viele Jahre bei bester Gesundheit erhalten. Führen Sie Ihren schweren Kampf fort! Ich werde Sie, soweit es in meinen Kräften steht, immer unterstützen.

Sehr viele meiner Freunde, Bekannten, Verwandten und Kollegen haben sich nach meinen Berichten über Ihre Klinik und Behandlung umgestellt und ernähren sich nach Ihrer Vollwertkost. Es muß unser aller Anliegen sein, Ihre Ernährungslehre zu verbreiten. Sie ist für uns und unsere nachfolgenden Generationen von sehr großer Bedeutung.

Mit freundlichen Grüßen

Ihr Patient Rudi V., H.

Eine telefonische Rückfrage am 9.10.1989 bei dem Patienten ergab, daß es ihm gut geht. Allerdings muß er sich strikt an die gegebenen Ernährungsvorschläge halten: strikte Vermeidung aller Fabrikzuckerarten, statt Auszugsmehle Vollkornmehle und Produkte daraus sowie ein gewisser Frischkostanteil. Sobald er Fabrikzucker ißt, stellen sich wieder Beschwerden ein.

Wilhelm Lamszus
Der Zucker, ein gefährlicher Gesundheitsfeind
Ein medizinischer Erlebnisbericht:

Wenn ich mich hier als abschreckendes Beispiel dem Leser vor Augen führe, so geschieht es, weil ich ihn vor ähnlichen bitteren Erfahrungen bewahren möchte, die ich in meinem Leben machen mußte. Ich habe mich nebenberuflich seit vielen Jahren schriftstellerisch betätigt, und ich hatte auch mit einigen von meinen Büchern einen ungewöhnlichen Erfolg. Um besser arbeiten zu können, kam ich eines Tages auf den Gedanken, den Zucker mehr als bisher für meine Ernährung zu gebrauchen. Es geschah zu einer Zeit, als die Welt von Vitaminen noch nichts vernommen hatte und man den Zucker für eins der wertvollsten Nahrungsmittel hielt.

Bereits als ich 1903–1904 in Hamburg Soldat spielen mußte, hatte man mir beigebracht, daß der Zukker ein besonderer Kraftspender sein müsse. Einige Zeit hindurch bekamen wir Soldaten vor anstrengenden Märschen zusätzlich zu der üblichen Marschverpflegung auch 12–15 Stück weißen Würfelzucker zugeteilt. Wir sollten sie während der Marschpausen neben dem anderen Proviant verzehren.

Wenn der Zucker schon bei solchen körperlichen Anstrengungen nützlich ist, so sagte ich mir einige Jahre später, welche Wunder vermag er dann erst bei einem Geistesarbeiter zu vollbringen. Er ist leicht verdaulich, beschwert nicht wie andere Speisen den Magen und macht nicht müde und träge. So nahm ich denn Tag für Tag, bevor ich mich an meinen Schreibtisch setzte, eine Zuckermahlzeit zu mir. Sie bestand aus einem viertel Pfund sogenannter Theaterbonbons. Das war ein buntgefärbtes Konfekt, das mit seinem aromatischen Geschmack wie von selber auf der Zunge zerschmolz. Auch wenn ich, wie es damals häufig geschah, einen Vortrag halten mußte, stärkte ich mich jedesmal vorher mit einem „kräftigen" süßen Imbiß. Daß ich, so wie ich es gewohnt gewesen war, daneben auch Kuchen, Schokolade und andere Schleckereien nicht verschmähte, versteht sich bei meiner Zuckerverehrung von selber.

Die Folgen dieser einseitigen Ernährung ließen nicht lange auf sich warten. Ich besaß von Haus aus ein erstklassiges Gebiß. Noch mit 32 Jahren hatte ich nicht einen schlechten Zahn im Munde. Plötzlich aber waren es sechs auf einmal, die der Zahnarzt plombieren mußte. Ich hatte eine galoppierende Zahnkaries bekommen, die sich auch weiterhin für mein Gebiß verhängnisvoll ausgewirkt hat. Aber das war nur die äußerlich sichtbare Antwort auf meine unsinnige Zuckerfresserei. Schlimmer für mich war es, daß auch meine schriftstellerische Tätigkeit versagte. Ich hatte bisher zwölf Bücher veröffentlicht und auch eine große Zahl von längeren Abhandlungen geschrieben. Jetzt aber bereitete mir meine literarische Arbeit die größte Schwierigkeit. Obgleich ich mich mit Kaffee und Nikotin kräftig aufzupulvern suchte, brachte ich in den folgenden zehn Jahren kein anständiges Werk mehr zustande. Schwere Schlafstörungen und immer weiter fortschreitende Nervenschwäche hatten sich eingestellt, die mich zu einem Nervenkrüppel machten.

Da kam mir eines Tages die von Dr. Max Bircher-Benner gegründete und geleitete Schweizer Zeitschrift „Der Wendepunkt" in die Hände. Jetzt gingen mir die Augen darüber auf, woher die Katastrophe gekommen war. In der vom Deutschen Naturheilbund herausgegebenen Zeitschrift „Der Naturarzt" fand ich die Bestätigung meiner neu gewonnenen Erkenntnisse. Ich ging zu einer anderen Lebensweise über und richtete mich fortan nach den Grundsätzen der Lebensreform. Ich wurde auch Vegetarier, ohne aber den Zucker, der mir so schlecht bekommen war, ganz von meiner Speisekarte zu streichen. Immerhin erreichte ich mit dieser neuen Lebensweise, daß ich ohne Schlafmittel, die ich die ganzen Jahre hindurch Nacht für Nacht genommen hatte, einigermaßen schlafen konnte. Auch das schriftstellerische Vermögen stellte sich wieder ein, wenngleich jener schöpferische Elan, mit dem ich einst begonnen hatte, nicht wiederkehrte. Der Zucker hatte wohl meinem Gehirn, dem Sitz der schöpferischen Kräfte, einen zu schweren Schaden zugefügt.

Dieses schmerzliche Erlebnis ist für mich der Anlaß dazu gewesen, daß in mir für medizinische Probleme ein brennendes Interesse erwachte. Ich las nicht nur Gesundheitsschriften aller Art, ich hielt mir auch den „Hippokrates", die Zeitschrift für „Wissenschaftliche Medizin und praktische Heilkunde im Fortschritt der Zeit", desgleichen die Berliner Zeitschrift „Heilkunde – Heilwege", das Publikations-Organ der internationalen Gesellschaft der Naturärzte und auch die „Deutsche Medizinische Wochenschrift". Ich schaffte mir Bücher an über Anatomie und Physiologie und alle möglichen Spezialwerke, so daß im Lauf der Jahre eine stattliche medizinische Bibliothek zu-

sammenkam. Ein schier unbezwingbarer Drang, dem Geheimnis der Krankheit auf die Spur zu kommen, hatte mich ergriffen. Er hat mich mein ganzes weiteres Leben lang nicht wieder losgelassen.

Inzwischen war ich 75 Jahre alt geworden. Da überfiel mich abermals ein unstillbares Verlangen nach Süßigkeiten aller Art. War es eine Ersatzbefriedigung für andere dahinschwindende Lebensfreuden, die ich suchte? Ich griff wiederum zu den verlokkenden Erzeugnissen der Zuckerbäckerei. Ich verzehrte besonders süße Kuchen, Pralinen, Bonbons und Schokolade mit genießerischer Freude, wenn auch nicht in so ausschweifender Menge wie das erstemal. Zudem glaubte ich, durch meine biologisch vollwertige Ernährung und durch die naturgemäße Lebensweise, die ich führte (Atemgymnastik, Hautpflege, viel Bewegung in frischer Luft) hinreichend gegen die Attacken des Zuckers gesichert zu sein.

Aber ich hatte mich schwer verrechnet. Der erste Schlag, den ich empfing, traf mein linkes Auge. Ein Schleier hatte sich davor gelegt. Der Augenarzt, zu dem ich ging, erklärte mir, die Netzhaut wäre zerstört infolge einer Verkalkung der kleinsten Blutgefäße. Das war ein nicht gutzumachender Schaden. Aber noch immer war ich nicht klug geworden und schmauste meine süßen Leckereien ruhig weiter.

Dann kam ein Leiden, das bei alten Männern nicht ungewöhnlich ist, eine Prostatahypertrophie. Sie trat aber bei mir mit einer solchen Heftigkeit auf den Plan, daß ich mit einer schweren Urämie ins Kran-

kenhaus eingeliefert werden mußte. Vier Operationen mußte ich während der nächsten Monate über mich ergehen lassen; denn außer Blasensteinen und einer Blasenentzündung, die ich mit ins Krankenhaus brachte, bekam ich dort noch zweimal eine Hodenentzündung, die in Nekrose überging. Da ich mich bei meinem langen Krankenlager durchgelegen hatte, konnte ich nicht mehr schlafen, Tag für Tag und Nacht für Nacht wälzte ich mich verzweifelt in meinem Bett. Ich magerte zum Skelett ab und stöhnte vor Schmerzen. Die Ärzte reichten mir ein Schlafmittel nach dem andern und schließlich als „das Beste von allen" das nachher anrüchig gewordene Contergan. Es brachte mir den langersehnten Schlaf. Ich schlief tief und fest, wie ich seit vielen Jahren es nicht mehr vermochte. Auch als ich aus dem Krankenhaus entlassen worden war, nahm ich das Zaubermittel noch weiter Nacht für Nacht, länger als ein Jahr, und zwar in der gewohnten überstarken Dosierung. Ich nahm es so lange, bis ich eines Tages in einer Zeitschrift las, was für eine Bewandtnis es mit diesem allgemein beliebten Medikament hatte. Aber da hatten sich auch schon die in dem aufklärenden Artikel geschilderten Folgen bei mir eingestellt: Taubheit der Hände und Füße, stechende Nervenschmerzen in den Armen und Beinen und überall am ganzen Körper und starke seelische Benommenheit, die mich zu den unmöglichsten Fehlleistungen veranlaßte.

Wiederum waren es die Erkenntnisse der Ernährungswissenschaft, die mir aus meinen schlimmsten

Nöten halfen. Mehr als bisher ging ich zur Heilkost über, aß frische Früchte aller Art, trank Trauben- und Tomatensaft und verzehrte vielerlei Gemüse. Yoghurt und Quark deckten den Eiweißbedarf, Sonnenblumenöl und Leinsamen mit ihren hochungesättigten Fetten traten an die Stelle der tierischen Fette. Und schließlich vollzog ich auch den letzten Schritt. War es der wiedererwachte natürliche Instinkt? Ich konnte auf einmal keine Kuchen und auch keine anderen Süßigkeiten über die Lippen bringen. Ich ekelte mich davor und ging ihnen fortan mit puritanischer Strenge aus dem Wege.

Daß ich mich damit richtig verhielt, machte mir eine wissenschaftliche Schrift offenbar, die mir neuerdings vor die Augen kam. Sie ist von Dr. M. O. Bruker verfaßt und heißt: „Der Zucker als pathogenetischer Faktor". Daß übermäßiger Zuckergenuß den Zähnen schadet und an dem frühen Zahnverfall unserer Kinder schuldig ist, wußten wir seit langem. Aber Dr. Bruker behauptet, daß der Zucker auch maßgeblich an der Entstehung aller Zivilisationskrankheiten beteiligt sei. Er entkalke nicht nur die Zähne sondern auch die Knochen, so daß sie weich und brüchig werden. Er verursache Herzleiden, Arterienverkalkung, Leberschäden, alle möglichen Hautleiden, Krankheiten der Verdauungsorgane, Gicht, Rheuma und noch viele andere Leiden. Auch für die Entstehung der Krebskrankheit käme er in Frage.

Ich hielt diese schwerwiegenden Behauptungen

zunächst für krasse Übertreibungen eines medizinischen Eigenbrödlers. Aber Dr. Bruker ist nicht nur ein wissenschaftlicher Theoretiker, der die gesamte einschlägige Literatur gründlich kennt. Er ist auch ein erfahrener Praktiker. Er ist Facharzt für innere Krankheiten und Direktor eines Krankenhauses. Unter Berufung auf 14 000 Zeugen, die alle als Patienten in seiner Behandlung waren, erbringt er den Beweis für seine bitterbösen Anschuldigungen. Er erkärt auch, woher die unheimliche Wirkung dieses für so harmlos gehaltenen Genuß- und Nahrungsmittels rührt.

Der Zucker ist nicht wie Brot und andere Kohlenhydrate enthaltenden Nahrungsmittel aus mehreren Bestandteilen zusammengesetzt, sondern ein Isolat. Er ist chemisch reines Kohlenhydrat. Er wird darum nicht wie Brot und wie die Nährmittel langsam verdaut und aufgeschlossen. Er wird vom Magen aus sofort ins Blut aufgenommen. Um abgebaut zu werden, bedarf er der wichtigsten Vitamine aus dem Vitamin-B-Komplex. Wird nun das Blut schlagartig von einer großen Zuckermenge überfallen, dann reißt es gierig alle im Organismus vorhandenen B-Vitamine an sich. Sie sind aber auch für den Abbau der anderen Nahrungsmittel erforderlich, und zwar nicht nur der stärkehaltigen, sondern auch der eiweißhaltigen. Stehen nicht mehr von diesen als Katalysator wirkenden Vitaminen für die Zukurzgekommenen zur Verfügung, so werden diese nicht bis zum Ende abgebaut. Sie bleiben auf giftigen Zwischenstufen stecken. Der intermediäre Stoffwechsel kommt zum Erliegen und mit ihm die Zellatmung. Der ganze Stoffwechsel gerät in einen anomalen Zustand.

Das ist ein physiologischer Vorgang, den auch schon viele andere Ärzte und Forscher in ihren Schriften dargestellt haben. Aber die Beweisführung Dr. Brukers greift noch weiter. Daß die durch den Vitamin-B-Mangel hervorgerufenen krankhaften Erscheinungen um so heftiger auftreten, je mehr ein Mensch anstelle der Vollkornprodukte Brot und Nährmittel aus denaturiertem Getreide zu sich nimmt, leuchtet ohne weiteres ein, weil ja aus ihnen mit dem Keim und den Randschichten die B-Vitamine fast ganz entfernt worden sind. Aber Dr. Bruker hat an unzähligen Patienten noch eine andere Erfahrung gemacht. Ihre Krankheit wollte sich nicht beheben lassen, selbst wenn sie biologisch vollwertige Nahrung zu sich nahmen, also Brot und Nährmittel aus vollem Korn, Früchte, Pellkartoffeln, viel Gemüse und sogar Rohkost. Sobald er aber bei ihrer Diät den Zucker völlig ausschaltete, trat in kurzer Zeit eine wesentliche Besserung ein. Bekamen sie dann aufs neue den üblichen Zuckerzusatz, dann verschlechterte sich wiederum ihr Gesundheitszustand.

Dr. Bruker ist auch dieser rätselhaften Erscheinung bis in die letzten Einzelheiten nachgegangen. Er erklärt sie mit einem Gleichnis. Sobald in einem Orchester von zwanzig Musikern nur einer nicht richtig spielt, zerstört er den harmonischen Zusam-

menklang aller Instrumente. So auch ergeht es dem kranken Organismus. Wenn unter den zwanzig Nahrungsmitteln, die er zu sich nimmt, nur ein einziges biologisch nicht vollwertig ist, zerstört es das naturgemäße Zusammenspiel der heilenden Kräfte. Daß es sich so verhält, hat Dr. Bruker an seinen Patienten tausendfach erfahren.

Nachdem ich dieses erstaunliche Buch gelesen hatte, wußte ich auch die Antwort auf meine Frage, warum ich, seitdem ich mich des Zuckers völlig enthielt, trotz meiner schweren Conterganvergiftung geistig immer besser auf die Beine kam. Ich habe meine schriftstellerische Tätigkeit wieder aufgenommen. Sie geht mühelos vonstatten wie in meinen jungen Jahren. Mit wahrer Freude setze ich mich jeden Morgen an den Schreibtisch und vermag trotz meiner 81 Jahre einen Artikel von zehn Schreibmaschinenseiten in einem Zug niederzuschreiben. Auch eine 440 Schreibmaschinenseiten umfassende Autobiographie habe ich in gar nicht langer Zeit verfassen können.

Als Ergebnis meiner eigenen Erfahrungen möchte ich dem Leser von ganzem Herzen raten, mit dem Zucker vorsichtig umzugehen und ihn möglichst als das zu behandeln, was er vor 100 Jahren einmal gewesen ist, als ein Gewürz, mit dem man wie mit Salz keinen Mißbrauch treiben darf. In Krankheitstagen oder bei hartnäckigen chronischen Leiden tut man am besten, ihn ganz zu meiden. Man kann ja sein Süßigkeitsbedürfnis auch mit Fruchtzucker stil-

len, der sich in Weintrauben, Apfelsinen, Äpfeln, Birnen und anderen frischen Früchten findet und mehr noch in Rosinen, Feigen, Datteln und in allen Trockenfrüchten. Sie richten keinen Schaden an. Sie kommen der Heilung durch ihren reichen Gehalt an Vitaminen und Mineralstoffen wirkungsvoll zu Hilfe. Vielleicht versucht der Leser, der von einem ähnlichen Mißgeschick wie ich betroffen wurde, es einmal mit dieser naturgemäßen Rezeptur.

Auch wen das Verhängnis bisher verschonte, wird eine bemerkenswerte Steigerung seiner körperlichen und geistigen Leistungsfähigkeit verspüren, wenn er sich demgemäß verhält. Es gilt vielmehr, die höchstmögliche Lebensform zu erreichen, so daß uns das Leben mit allem, was es uns bietet, ungetrübte Lust und Freude bereitet, und daß wir auch die Schicksalsschläge, die uns von außen treffen, standhaft und gelassen entgegennehmen können.

Man fragt sich, worauf es beruht, daß der Zukker solche Schäden erzeugt und daß sein Weglassen Menschen wieder gesund machen kann. Dies kann nicht in wenigen Worten erklärt werden. Dazu ist ein ganzes Buch notwendig.
Hier ist es.

Unzureichende Ausbildung der Ärzte

Ich möchte mit einer sehr merkwürdigen, aber wichtigen Tatsache beginnen, die meiner „alten“ Leserschaft nicht ganz neu ist. Sie kann jedoch nicht oft genug wiederholt werden: Wir Ärzte werden an der Universität über Krankheitsursachen nur sehr unzureichend ausgebildet. Dies gilt insbesondere auf dem Ernährungsgebiet.

Im Zeitalter der chemisch-analytischen Betrachtungsweise wird das wahre Arzttum verdrängt und dem Spezialistentum immer breiterer Raum gegeben. Es gibt immer mehr Mediziner und immer weniger Ärzte. Schon Aldous Huxley sagte: *„Die medizinische Wissenschaft hat in den letzten Jahrzehnten so ungeheure Fortschritte gemacht, daß es praktisch keinen gesunden Menschen mehr gibt.“* Wie recht er hatte, soll im folgenden gezeigt werden.

Der Kranke, der den Arzt aufsucht, erzählt zunächst seine Beschwerden und Nöte. Und dann will er vor allem vom Arzt wissen, woher diese Störungen kommen. Das heißt, er will die Krankheitsursachen kennenlernen. Er geht mit Recht davon aus, wenn er die Ursache seiner Krankheit nicht kennt, kann er sie nicht abstellen, und damit ist seine Krankheit auch nicht heilbar.

Auf die Frage nach der Krankheitsursache erklärt der Arzt meistens, daß die Beschwerden, die der Kranke vorgebracht hat, von Kreislaufstörungen kämen, von zu hohem oder zu niedrigem Blutdruck, von den Nerven, von der Leber, den inneren Drüsen, dem Herzen usw. Der Arzt nennt also als Ursache bereits Krankheitserscheinungen, denn Kreislaufstörungen und fehlerhaft arbeitende innere Organe sind natürlich keine Ursache, sondern bereits krankhafte Störungen. Da er an der Universität über die wahren Ursachen nicht ausgebildet wird, führt dies dazu, daß in der üblichen ärztlichen Sprechstunde vorrangig die Symptome behandelt werden, während die eigentlichen Krankheitsursachen unberücksichtigt bleiben.

In der etablierten Medizin wird also vorwiegend eine symptomatische Linderungsbehandlung statt einer ursächlichen Heilbehandlung betrieben.

Eine erfolgreiche Behandlung bzw. eine Heilung setzt aber immer das Wissen um die Ursachen voraus.

Alle Krankheiten haben Ursachen. Allen gemeinsam ist der Verstoß gegen die Schöpfungsgesetze. Wir können die Krankheiten ohne Ausnahme der Ursache nach in drei große Gruppen einteilen:

- ernährungsbedingte Zivilisationskrankheiten
- lebensbedingte Krankheiten
- umweltbedingte Krankheiten.

Unter **lebensbedingten Krankheiten** versteht man alle krankhaften Störungen, die ihre Ursache in den Lebensumständen des Menschen haben. Hierbei spielen die zwischenmenschlichen Beziehungen eine wesentliche Rolle, wobei diese wiederum abhängig sind von der Erziehung und dem daraus resultierenden Weltbild des einzelnen Menschen.

Im Laufe von 60 Jahren habe ich mehr als 50000 Patienten in Klinik und Sprechstunde beraten und behandelt. Jede Erstberatung dauerte nie weniger als eine Stunde, weil eine ausführliche Anamnese (Vorgeschichte) erstellt wurde. Dann folgte die Untersuchung, die sich nie nur auf ein Organ beschränkte. Kam zum Beispiel ein Herzkranker, wurde der „ganze Mensch" untersucht. Nachdem die Diagnose, die auch die Krankheitsursachen einschloß, feststand, folgte die Beratung. Es war selbstverständlich, daß ich auf nochmalige Laboruntersuchungen, Röntgenaufnahmen usw. verzichtete, soweit sie nicht zwingend erforderlich waren, denn die meisten Patienten kamen ja schon mit einem ganzen Bündel von Papieren aus anderen erfolglosen Behandlungen zu mir.

Bei den **lebensbedingten Krankheiten** erfolgte eine ausführliche Lebensberatung. Ich ging auf die Belastungen und Spannungen ein, denen der Patient sich ausgesetzt fühlte. Sie konnten verringert werden durch Hinweise auf ein anderes Verhalten gegenüber den Familienmitgliedern, gegenüber den Menschen, mit denen er es im Beruf zu tun hatte und den Menschen, denen er im täglichen sozialen Bereich begegnete. Im Familiären sind es ja häufig Spannungen, die aus den Eltern-Kind-Beziehungen entstehen, zu den Verwandten, mit denen man in enger häuslicher Gemeinschaft lebt und gesellschaftliche Kontakte hat. Aber auch das gestörte Verhältnis zu Vorgesetzten und Mitarbeitern führt den Patienten oftmals in die Sprechstunde, weil es dadurch zu krankhaften Störungen kommen kann.

Ihm muß geduldig bewußt gemacht werden, daß er den anderen nicht ändern kann, sondern daß er sich selbst eine andere Einstellung zu den Problemen erarbeiten muß. Bei der Lebensberatung ist dem Patienten mit einem verordneten Mittel, das ihn vorübergehend beschwerdefrei macht, auf Dauer nicht geholfen, wenn ihm die

Ursachen seiner Krankheit nicht aufgezeigt werden.

Wenn der Arzt nicht weiterkommt in der Behandlung von lebensbedingt Erkrankten, schickt er den Patienten meistens zum Spezialisten, also zum Psychotherapeuten. Oft führt auch dies nicht zur Befreiung aus der Sackgasse. In meinem Buch „Lebensbedingte Krankheiten" habe ich ausführlich über das Gesamtproblem geschrieben, das an dieser Stelle ja nur angedeutet werden kann.

Über die krankmachenden Einflüsse der **Umweltbelastungen, die toxische Gesamtsituation,** die allerdings vom Menschen selbst erzeugt werden, wird ja in letzter Zeit in allen Medien berichtet. Meistens wird nur die halbe Wahrheit gesagt. Ich denke dabei an die Katastrophe von Tschernobyl vom 26. April 1986. Wer spricht heute noch davon? Die Folgen, denen wir, unsere Kinder und Kindeskinder für Jahrhunderte ausgesetzt sind, werden bagatellisiert. Auch hier müßte eigentlich die gesamte Ärzteschaft wie ein Mann aufstehen und sich gegen die Atomlobby und ihre Vertreter auflehnen, denn der Arzt soll ja die irreparablen Folgen beheben, die auf die Menschheit unweigerlich zukommen. Es engagieren sich jedoch nur einige wenige, die bereit sind, einen unbequemen Weg zu gehen. Auch hier muß die unzureichende Ausbildung über krankmachende Ursachen während des Medizinstudiums beklagt werden.

Da die Interessen der Atomlobby von den meisten Parteien und amtlichen Stellen befürwortet und vorangetrieben werden, ist von diesen Seiten keine objektive Aufklärung zu erwarten. Wirtschaftliche Gesichtspunkte rangieren vor menschlichen. Wie ich im folgenden darlegen werde, begegnen wir dieser Skrupellosigkeit auf allen Ebenen.

Allen vorgenannten Punkten gegenüber liegt die Aufklärung über die **ernährungsbedingten Zivilisationskrankheiten** jedoch völlig im argen. Über Jahrzehnte wurden diese Krankheiten nicht einmal als ernährungsbedingte diskutiert. Inzwischen ist es in allen offiziellen Statistiken nachzulesen, daß jährlich über 133 Milliarden DM* allein in der Bundesrepublik für ernährungsbedingte Krankheiten aufgewendet werden müssen. Die Folgekosten sind darin nicht enthalten. Die Kosten für Erkrankungen des Bewegungsapparates sind darin ebenfalls nicht enthalten, denn „Rheuma" zählt bei den Gesundheitsbehörden nicht zu den ernährungsbedingten Zivilisationskrankheiten. Wir haben in

* 80 Milliarden Euro im Jahr 2004

der Bundesrepublik jedoch über 20 Millionen Rheumakranke.

1997 weist das statistische Bundesamt Wiesbaden Herz- und Kreislauftote an erster Stelle der Todesstatistik aus. Rund eine halbe Million Menschen sterben daran jährlich in Deutschland.

Wenn der gesundheitliche Verfall in diesem Maße fortschreitet, wage ich die Prognose, daß wir in einigen Jahren keinen einzigen gesunden 60jährigen Pensionär mehr vorweisen können – Zähne inbegriffen Die Zahl der Frührentner wird steigen. Man kann sogar sagen, daß der gesunde 60jährige bereits jetzt eine Rarität ist.

Ich erinnere mich in diesem Zusammenhang an einen 18jährigen Patienten, der vor wenigen Jahren in meine Sprechstunde gefahren wurde. Diagnose: Morbus Crohn. Künstlicher Darmausgang. Die Lehre als Koch war nach der 1. Operation abgebrochen worden. Er war Frührentner. Der Rat des behandelnden Arztes: „Essen und trinken Sie, was Ihnen schmeckt, denn mit der Ernährung hat Ihre Krankheit nichts zu tun."

Wen wundert es dann, daß Coca-Cola sein tägliches Getränk war. Er hatte es sogar in die Sprechstunde mitgebracht, da er es „brauchte".

Morbus Crohn ist eine rein ernährungsbedingte Zivilisationskrankheit!

Bei den zahlreichen ernährungsbedingten Krankheiten spielt der Verzehr von raffinierten Kohlenhydraten (Auszugsmehl, Fabrikzuckerarten) eine maßgebliche Rolle. Von besonderer Bedeutung ist dabei der isolierte Zucker.

Nachweislich ernährungsbedingt sind:

1. der Gebißverfall, die Zahnkaries, die Parodontose und Zahnfehlstellungen. Letztere als Folge der Ernährungsfehler der vorigen Generationen,
2. die Erkrankungen des Bewegungsapparates, die sogenannten rheumatischen Erkrankungen, die Arthrose und Arthritis, die Wirbelsäulen- und Bandscheibenschäden,
3. alle Stoffwechselkrankheiten wie Fettsucht, Zuckerkrankheit, Leberschäden, Gallensteine, Nierensteine, Gicht usw.,
4. die meisten Erkrankungen der Verdauungsorgane wie Stuhlverstopfung, Leber-, Gallenblasen-, Bauchspeicheldrüsen- sowie Dünn- und Dickdarmerkrankungen, Verdauungs- und Fermentstörungen,
5. Gefäßerkrankungen wie Arteriosklerose, Herzinfarkt, Schlaganfall und Thrombosen,

6. mangelnde Infektabwehr, die sich in immer wiederkehrenden Katarrhen und Entzündungen der Luftwege, den sogenannten Erkältungen, und in Nierenbecken- und Blasenentzündungen äußert,
7. die meisten sogenannten Allergien sowie
8. manche organische Erkrankungen des Nervensystems.
9. Auch an der Entstehung des Krebses ist die Fehlernährung in erheblichem Maße beteiligt.

Auch bei der Beratung über ernährungsbedingte Zivilisationskrankheiten muß dem Patienten viel Zeit gewidmet werden – was ich stets tat –, denn mit der Änderung seiner Verzehrsgewohnheiten kann er ja sofort beginnen, während Lebensprobleme und Umweltkrankheiten nicht von einem Tag auf den anderen abzustellen sind. Es hat sich bewährt, auch bei den lebensbedingten Krankheiten mit der Änderung der Nahrung zu beginnen, denn das Erlebnis der Besserung macht den Kranken hellhörig auch für andere Lebensprobleme.

Jeden Mittwoch vormittag halte ich in Lahnstein im „Gesundheitszentrum Lahnhöhe" im Rahmen eines Vortrags eine kostenlose „offene Sprechstunde" ab. Sie wird weitergeführt von Dr. med. Jürgen Birmanns. Die Menschen, die daran teilnehmen, kommen oftmals aus den entlegensten Teilen der Bundesrepublik, um sich Rat zu holen. Fast jeder Patient sagt nach meiner Antwort: „Aber mein Arzt hat das Gegenteil gesagt." „Ja", kann ich dann nur erwidern, „das können Sie ihm nicht übelnehmen, denn wir Ärzte werden an der Universität in den Zusammenhängen zwischen Ernährung und Krankheiten nicht ausgebildet." Das klingt unglaublich, ist aber wahr.

In den von mir geleiteten Ausbildungs- und Fortbildungsseminaren der Gesellschaft für Gesundheitsberatung (GGB) – auch in der Ärztefortbildung – sage ich oftmals humorvoll: „Wer ist der größte Feind der Gesundheit? Antwort: die Ärzte!"

Am liebsten würde ich jedem Patienten sagen: „Trau keinem Doktor, sondern hinterfrage seine Antworten und Verordnungen kritisch. Leg Deine anerzogene Ehrfurcht vor dem weißen Kittel ab!" Das Allmachtsdenken mancher Ärzte dem Patienten gegenüber ist unangebracht. Der Arzt sollte sich um den Patienten als Körper-Geist-Seele-Einheit kümmern, um die krankmachenden Ursachen.

Möge dieses Buch Hilfestellung für Arzt **und** Patient sein und Mittler zwischen beiden. Möge es dazu beitragen, daß der Mediziner, der die

Minuten-Schnell-Behandlung praktiziert, wieder zum echten Arzt wird, der be-**hand**elt, also den Patienten an die Hand nimmt. Aus eigener Erfahrung möchte ich sagen, daß er sogar überlegen sollte, ob er nicht in einer kleineren Praxis ohne Kassenzulassung neu anfängt. Es bleibt ihm viel Ärger erspart, bringt ihm Zufriedenheit und Sinnerfüllung sowie – wenn er gut ist – ausreichendes Einkommen. Der Patient zahlt gern die Kosten, die natürlich nicht überzogen sein dürfen, da ihm ja mit dieser Behandlung grundlegend geholfen wird.

Warum noch ein Buch über den Zucker?

Die meisten Menschen wissen doch, daß Zukker der Gesundheit schadet, meinen Sie?

Ich sage jedoch: Genaueres Wissen über die „süße Droge“ und deren bittere Folgen haben lediglich die Insider. Nach meinen ärztlichen Erfahrungen eigneten sich nur etwa 2–5% meiner Patienten das **Wissen um die Ursachen** der ernährungsbedingten Zivilisationskrankheiten an. Sie haben Erkenntnisse gewonnen und Konsequenzen für ihre weitere Lebensführung daraus gezogen. Wissen **und** erkennen ist nicht dasselbe. Das heißt also, daß von rund 50 000 der von mir behandelten Patienten lediglich 1 000 bis 2 500 eine vitalstoffreiche Vollwerternährung ohne Fabrikzuckerarten **konsequent** durchführen. Bei den Lesern meiner zahlreichen Bücher dürfte es ähnlich sein.

Zum einen ist es die Bequemlichkeit, die die Menschen vom richtigen Handeln abhält. Es geht ihnen einigermaßen – auch bei laxer Handhabung der Empfehlungen. Zum anderen ist es Unwissenheit, d. h. es ist ihnen nicht bewußt, daß der süße Zucker langfristig böse Folgen für die Gesundheit mit sich bringt. Und letztendlich sind es liebgewordene Gewohnheiten, die man nicht aufgeben möchte.

Gesundheit ist ein Informationsproblem. Die Medien berichten täglich genau das Gegenteil von dem, was die Patienten in meiner Sprechstunde hören. Wen wundert es, wenn sich dann Zweifel an meinen Aussagen einstellen. Der Hausarzt tut meistens ein übriges, indem er Zusammenhänge der Beschwerden mit Ernährung aus Unkenntnis rundheraus ablehnt, was an seinem Rat „Sie können ruhig alles essen“ erkennbar ist.

Außerdem verschleiert der Zeitfaktor die Zusammenhänge. Die ernährungsbedingten Zivilisationskrankheiten brauchen zu ihrer Entstehung eine Anlaufzeit von 20–30 Jahren. Das gesamte Problem um gerade diesen Krankheitskomplex wäre einfach zu lösen, wenn die Folgen der süßen Sünden sich prompt einstellten. Heute falsch essen – morgen krank! Jedoch lediglich die Zahnkaries bildet eine sichtbare und schnell spürbare Ausnahme. In wenigen Wochen oder Monaten entsteht je nach Intensität des Zuckerkonsums ein Loch im Zahn. Alle anderen vorgenannten Krankheiten entwickeln sich schleichend über Jahre und Jahrzehnte.

Warum gibt es dann Kinder, die schon Diabetes und Rheuma haben, fragen Sie nun? Weil die Fehler der vorigen Generationen sich schon im Kindesalter bemerkbar machen. Unsere Kinder und Jugendlichen gehören ja bereits der 5. Generation an, die fabrikatorisch veränderte Nahrungsmittel zu sich nehmen. Sie müssen also in immer früherem Alter die Folgen der nicht naturgemäßen Lebensweise erleiden.

Warum hat dann **ein** Familienmitglied Diabetes und nicht alle anderen auch? Weil die jeweilige Konstitution bei der Entstehung eine Rolle spielt.

Auf diese Zusammenhänge kommen wir im folgenden noch zu sprechen.

Klärung der Begriffe

Zucker und Zucker ist nicht identisch

Bei der Klärung des Begriffs Zucker stoßen **wirtschaftliche** Interessen und die Ergebnisse **wissenschaftlicher** Forschung hart aufeinander. Daher ist es unerläßlich, daß von ärztlicher Seite – unbeeinflußt von wirtschaftlichen Interessengruppen – dieses Thema kritisch beleuchtet wird.

Zucker ist ein besonderer Stoff, der aus unserem Alltag nicht mehr wegzudenken ist. Mit ihm verbindet sich zuallererst der Gedanke „süß“. „Süß“ ist angenehm und lustbetont. Das Wissen um die „Lust auf Süßes“, die sich programmieren läßt, ist das Kapital der zuckerverarbeitenden Industrie. Die finanziellen Machtmittel, die die Zuckerindustrie gegen gesicherte wissenschaftliche Fakten in die Waagschale werfen kann, sind fast unbegrenzt. Der Zuckerkonsum hat in der „zivilisierten“ Welt Dimensionen erreicht, die kaum noch zu überbieten sind. Es gilt, die „Unzivilisierten“ – die sog. Schwellenländer – ebenfalls auf diesen „Standard“ anzuheben.

Werbung, die das Leben – besonders das Gefühlsleben – anspricht, trifft ins Schwarze. Beispiel der Zuckersprüche:

Ohne Zucker wär das Leben halb so süß

oder – in Goldschrift auf nachtblauen Zuckertütchen zu lesen –

Zucker ist wie ein lieber Mensch.
Wenn er fehlt, vermißt man ihn erst richtig.

Man weiß, derartige Aussagen gehen beim Verbraucher in die Tiefe. Sie bleiben haften.

Bereits in den 30er Jahren verstand es die Werbeabteilung der Zuckerindustrie, den Sportler zu ködern. Sie verteilte Postkarten mit Zeichnungen, die dem Stil der Zeit entsprachen, als Spruch konnte man zum Beispiel lesen:

Ob du zu Fuß,
ob auf dem Rade,
stets stärkt dich
Zucker und Schok'lade.

oder

Durch Zucker deine Kraft vermehr,
Dann fällt der Schneeschuhsport nicht schwer.

Um die Werbung „wissenschaftlich“ zu untermauern, gab es dann noch den wirtschaftlichen Hinweis „Zucker ist das am schnellsten wirkende und dabei billigste Stärkungsmittel für Arbeit und Sport!“

Zucker ist nicht nur Nahrungsmittel, sondern auch Genußmittel. Die Möglichkeit, einfache Nahrungsmittel durch Süßung mit Zucker in Genußmittel verwandeln zu können, steigert seine Verwendung als lusterzeugenden Stoff ins Unermeßliche.

Wenn wir uns in diesem Buch über die Gefährlichkeit des Zuckers unterhalten, sind – im Gegensatz zu den Lebensmitteln, die von Natur aus süß sind – die isolierten Fabrikzuckerarten gemeint, die in vielfältigster Form den Markt beherrschen.

Fabrikzuckerarten
gewöhnlicher weißer Haushaltszucker, brauner Zucker, Fruchtzucker, Traubenzucker, Milchzucker, Malzzucker, sogen. Vollrohrzucker, Sucanat, Ur-Süße, Ur-Zucker, Rapadura, Demerara, Panelista, Melasse, Rübensirup, Ahornsirup, Apfeldicksaft, Birnendicksaft, Frutilose, Maltodextrin, Reismalz, Gerstenmalz, Glucosesirup, Leucrose, Mascob(v)ado u. a. m.

Über Genußmittel wird selten objektiv informiert und diskutiert. Am Beispiel Tabak, Alkohol, Kaffee, Tee wird dies deutlich. Beim Zucker liegen die Verhältnisse ähnlich. Wie selten ist das Urteil über diese Genußmittel objektiv, wie oft ist die Stellungnahme diktiert von Antipathie und Sympathie und natürlich auch davon, wie sehr der einzelne diesen Genußmitteln verfallen ist, bereits in der Abhängigkeit steckt.

Wenn man die umfangreiche Literatur über den Zucker kritisch durcharbeitet, ist auffällig, zu welchen gegensätzlichen Ergebnissen und Behauptungen die einzelnen Autoren kommen. Der Grund liegt eindeutig darin, daß in unzulässiger Weise isolierter, reiner, raffinierter Zucker (Fabrikzucker) mit dem Kohlenhydrat Zucker, wie es in ganzheitlichen Lebensmitteln vorkommt, gleichgesetzt wird. Selbstverständlich braucht der Organismus Kohlenhydrate, und ein Hauptenergiespender ist der Zucker. Damit ist aber nicht gesagt, daß der Organismus *Fabrik*zucker benötigt und noch viel weniger, daß die physiologische Wirkung des isolierten Zuckers gleichgesetzt werden kann mit derjenigen eines kohlenhydrathaltigen Lebensmittels. Eine solche Unexaktheit wird permanent von den Befürwortern der Fabrikzuckerarten betrieben und entspricht nicht exaktem wissenschaftlichem Denken. Es ist daher nicht verwunderlich, daß bei Nichtbeachtung dieser Unterschiede verschiedene Ergebnisse vorgelegt werden.

Es ist absolut notwendig, eine scharfe Trennung zwischen dem Begriff **Zucker als Kohlenhydrat in natürlichen Lebensmitteln** und dem isolierten Kohlenhydrat Fabrikzucker vorzunehmen. Auf die Aussagen der Zuckerwerbung ist dabei natürlich kein Verlaß, denn die Verschleierung ist so perfekt, daß in allen ein Körnchen Wahrheit steckt, so daß man wirklich im wahrsten Sinne des Wortes von „raffiniertem“ Zucker sprechen kann.

Zucker: Der Stoff, den die Natur uns gibt

Beginnen wir hier also zunächst mit dem Stoff, den die Natur uns gibt. Es handelt sich dabei um ein wahres Wunderwerk der Schöpfung, das keine Industrie nachzuahmen vermag.

Menschen und Tiere sind auf die Zufuhr von Energieträgern und biologischen Wirkstoffen (Vitalstoffe) angewiesen. Im Gegensatz zu Mensch und Tier bauen Pflanzen organische Substanzen selbständig aus Wasser, Luft (Kohlendioxyd) und Sonne auf. Der Erde entnehmen sie die notwendigen Mineralien.

Pflanzen produzieren Zucker, Stärke, Eiweiß, Fett und andere biologische Wirkstoffe.

Biologische Wirkstoffe (Vitalstoffe)

Vitamine
- wasserlösliche mit dem Vitamin-B-Komplex
- fettlösliche

Mineralstoffe
Spurenelemente,
Enzyme/Fermente,
ungesättigte Fettsäuren,
Aromastoffe,
Faserstoffe (sogen. Ballaststoffe)

Nur Pflanzen sind imstande, aus Wasser, Licht und Luft Zuckerstoffe zu produzieren. Dieser Zucker entsteht im grünen Chlorophyll der Blattzellen. In ihnen werden bestimmte Nährstoffe durch Sonnenenergie in Zucker umgewandelt. Man bezeichnet diesen Vorgang als Photosynthese – Aufbau unter Einwirkung von Licht. Ohne das Blattgrün (Chlorophyll) und Sonne ist dieser Vorgang nicht möglich.

Bereits Bircher-Benner (Schweizer Arzt 1867–1939) erklärte lange vor der Erforschung der Photosynthese und der Entdeckung der Vitamine, daß seine großen Heilerfolge durch pflanzliche Kost (Frischkost) auf **gespeicherter Sonnenenergie** beruhten.

Kein Labor der Welt – auch nicht die Zuckerindustrie – ist in der Lage, diese natürliche Lichtenergie und das daraus entstehende Produkt Zucker mit der positiven Auswirkung auf die Gesundheit nachzuahmen. Die Photosynthese der Pflanzen konnte bisher nicht ausreichend erforscht werden. Wollte man auch nur ein Gramm synthetisches Chlorophyll herstellen, würden sich die Kosten dafür auf etwa 1 Million DM belaufen! Und die Auswirkung auf den menschlichen Organismus wäre vermutlich eine gänzlich andere.

Lediglich die chemischen Formeln sind bekannt, nach denen sich die Umwandlung in Zucker vollzieht, so wie Ausgangsstoffe (Wasser, Licht, Luft) und Endprodukt (Zucker).

Es ist bekannt, daß alle Kohlenhydrate im Organismus bis zur Traubenzuckerstufe abgebaut werden. (Die Formeln der verschiedenen Zucker enthalten auch ein Kohlenstoffatom. Daher der Name Kohlenhydrat.)

Monosaccharide
Einfachzucker

Traubenzucker (Glucose, Dextrose) und Fruchtzucker (Fructose, Laevulose) sind Einfachzukker oder Monosaccharide. Sie kommen vor allem in Früchten vor. Ihre chemische Summenformel lautet $C_6 H_{12} O_6$. Traubenzucker heißt auch Dextrose – dexter = rechts, da er das polarisierte Licht nach rechts dreht. Fructose heißt auch Laevulose – laevulus = links, da er das polarisierte Licht nach links dreht. Weitere Monosaccharide: Galaktose, Ribose, Mannose.

Disaccharide
Zweifachzucker

Es gibt auch Zweifachzucker (Disaccharide). Sie bestehen aus 1 Molekül Traubenzucker und 1 Molekül Fruchtzucker. Die chemische Summenformel lautet $C_{12} H_{22} O_{11}$. Disaccharide sind die

Zucker, die in der Zuckerrübe oder im Zuckerrohr als Saccharose/Rohrzucker enthalten sind. Aber auch der gewöhnliche weiße oder braune Haushaltszucker ist ein Disaccharid (Saccharose = Rohrzucker).

Und hier beginnen die verwirrenden Aussagen der Zuckerindustrie. „Die Natur macht den gleichen Zucker, und wir holen das Naturprodukt heraus. Das ist alles, was zu tun ist." Originalton vom Direktor des Zuckermuseums in Berlin. Die gesundheitlichen Nachteile, die durch Isolation und Konzentration entstehen, werden verschwiegen.

Polysaccharide
Vielfachzucker

Werden viele Zuckermoleküle zu komplexen Verbindungen zusammengefügt, so entstehen Vielfachzucker (Polysaccharide). Wichtige Polysaccharide sind Stärke, Zellulose und Glykogen. Letztere wird als tierische Stärke bezeichnet. Interessant ist, daß diese Vielfachzucker nicht mehr süß schmecken.

Fabrikzucker: Der Stoff aus dem Labor

Saccharose ist die chemische Bezeichnung für den gewöhnlichen Haushaltszucker, den üblichen Verbrauchszucker, der aus der Zuckerrübe oder dem Zuckerrohr hergestellt wird, aber auch für den Zucker, der in der Rübe oder dem Zuckerrohr „gewachsen“ ist. Abgeleitet von dem lateinischen Wort saccharum = Zucker. Die deutsche Bezeichnung dafür ist **Rohrzukker,** gleichgültig, ob aus Zuckerrübe oder Zukkerrohr stammend. Man beachte, daß die Bezeichnung Rohrzucker nichts mit der Herkunft zu tun hat, sondern eine chemische Bezeichnung ist. Dieses Isolat hat ebenfalls die chemische Summenformel $C_{12} H_{22} O_{11}$. Saccharose ist – wie bereits erwähnt – ein Disaccharid, ein Zweifachzucker, bestehend aus je 1 Molekül Traubenzucker (Glucose) und Fruchtzucker (Fructose).

Weitere Disaccharide sind:

Maltose = Malzzucker (2 Moleküle Traubenzucker/Glucose)

Lactose = Milchzucker (1 Molekül Glucose und 1 Molekül Galaktose)

Wenn Saccharose verzehrt wird, zerlegt der Organismus ihn wieder in zwei Einfachzucker (Frucht- und Traubenzucker).

Es ist verständlich, daß der Chemiker im Labor nur die chemischen Formeln sieht, die bei dem natürlich gewachsenen und dem durch Extraktion gewonnenen Zucker gleich sind.

Das chemische Isolat C_{12} H_{22} O_{11} (Saccharose = Rohrzucker) ist frei von Vitalstoffen. Es hat dadurch, daß es aller Begleitstoffe beraubt ist, andere physiologische Wirkungen als der in ursprünglichen Lebensmitteln enthaltene Zucker. Selbstverständlich gilt dies auch für alle anderen fabrikatorisch gewonnenen Zuckerisolate. Lebensmittel enthalten zwar Zucker bzw. zuckerbildende Stoffe in einem bestimmten Prozentsatz, daneben aber auch noch zahlreiche andere Stoffe (Nährstoffe, Mineralien, Vitamine), die bei einer exakt-wissenschaftlichen Betrachtung nicht einfach außer acht gelassen werden dürfen, auch nicht für den Fall, daß wir über physiologische Wirkungen des einen oder anderen Stoffes noch nichts Sicheres wissen oder weil wir uns vielleicht nicht vorstellen können, daß diese Stoffe irgendwelche Wirkung haben oder weil diese Vorstellung nicht dem bisher üblichen Denken entspricht. Es geht daher bei der Besprechung des Zuckerproblems auch nicht an, den Begriff **Zucker** einfach mit **Kohlenhydrat** gleichzusetzen. Jedes isolierte Kohlenhydrat hat neben seiner Gruppenwirkung, die allen Kohlenhydraten gemeinsam ist, auch noch seine spezifische Wirkung als besonderer Einzelstoff. Das heißt, obwohl z. B. Stärke, Rohrzucker, Traubenzucker, Fruchtzucker, Malzzucker, Milchzukker zu den Kohlenhydraten gehören, hat jeder einzelne dieser Stoffe seine spezifische Wirkung.

Es geht also bei dem Zuckerproblem in erster Linie um die Frage, ob tatsächlich ein Unterschied in der physiologischen Wirkung zwischen dem Genuß von Fabrikzucker und dem Genuß von kohlenhydrathaltigen Lebensmitteln besteht oder nicht; und wenn ein Unterschied besteht, worauf er beruht.

Die übliche Annahme, daß z. B. eine Weintraube als Lebensmittel dieselbe Wirkung habe wie chemisch reiner Traubenzucker, nur weil die Weintraube Traubenzucker enthält, ist wissenschaftlich nicht haltbar. Die stillschweigende Außerachtlassung zahlreicher anderer Wirkstoffe ist im Zeitalter der Vitaminforschung nicht mehr zulässig. Auch die früher nicht berücksichtigten Wirkungen der Spurenelemente dürfen nicht vergessen werden. Ferner muß von vornherein darauf hingewiesen werden, daß die physiologischen Wirkungen eines ganzheitlichen Lebensmittels nicht ausschließlich vom Chemiker aufgezeichnet werden können, sondern daß dessen einseitige Teiluntersuchungsergebnisse – meist am Tierversuch gewonnen – unbedingt durch die Beobachtungen am lebenden gesunden und kranken Menschen in großer Zahl ergänzt werden müssen. Wenn nicht alle Komponenten berücksichtigt werden, wird die scheinbare wissenschaftliche Exaktheit zur Pseudoexaktheit. Sollten Widersprüche vorhanden sein zwischen den Ergebnissen, die im Laboratorium bei physiologisch-chemischen Untersuchungen festgestellt werden und den Ergebnissen, die in der Klinik und Praxis und durch Beobachtungen bei den unfreiwilligen Massenexperimenten infolge der Verschiedenheit der Eßgewohnheiten der Völker gewonnen sind, so hat natürlich die immer wiederkehrende Beobachtung, die am lebenden Menschen gemacht wurde, den Vorrang, selbst wenn die Ergebnisse physiologisch-chemisch noch nicht erklärbar wären. Die Widersprüche müssen dann Gegenstand weiterer Forschung sein, bis alle Unklarheiten beseitigt sind. So ist es sicher auch nicht angängig, ein im Leben beobachtetes Phänomen als nicht existent zu betrachten, nur weil es nach dem derzeitigen Stand der Chemie und Physik noch nicht erklärbar ist.

Auf das Zuckerproblem angewandt heißt dies, daß es – auch für die physiologischen Chemiker – unumgänglich ist, den Unterschied zwischen einem lebendigen ganzheitlichen Lebensmittel und den daraus gewonnenen chemischen Einzelprodukten zu beachten, mindestens so lange, bis ihre gleiche Wirkung bewiesen wäre.

Die von Lenzner in seinem Buch „Gift in der Nahrung" dargestellte Zuckerproduktion hat auch heute noch weitgehend Gültigkeit:

„*Unseren weißen Zucker gewinnen wir größtenteils aus Zuckerrüben. Die Zuckerrüben werden nach dem Waschen zerschnitzelt, dann ausgelaugt. Um den Zuckersaft zu reinigen, wird Kalk zugesetzt. Diese Scheidung vernichtet infolge ihrer alkalischen Reaktion schon fast alle Vitamine. In die mit Ätzkalk vermischte Flüssigkeit wird Kohlensäure geleitet, um den Kalk zu fällen. Die ‚saturierte' Flüssigkeit wird in die Filterpressen gepumpt, um den Zuckersaft von dem Schlamm zu trennen. Nach einer weiteren Behandlung mit Kalziumsulfit, wodurch gleichzeitig der Saft durch die schweflige Säure entfärbt, also gebleicht wird, dampft man den Dünnsaft zu Dicksaft ein und kocht ihn im Vakuum bis zur Kristallisation. Durch Ausschleudern in einer Zentrifuge wird die Masse in Sirup und Rohzucker getrennt. Nachdem der Sirup zum Zwecke der Rohzuckergewinnung minderen Grades das Blankkochen, Abkühlen, Kristallisieren und Zentrifugieren mehrere Male hinter sich hat, bleibt als Endsirup die Melasse mit ihrem hohen Gehalt an Nichtzuckerstoffen zurück. Sie wird zur Spiritusbereitung und Viehfütterung benutzt. Der Rohzucker muß in den Zuckerraffinerien noch in Verbrauchszukker verwandelt werden, wozu eine nochmalige Reinigung mit Kalk-Kohlensäure, ein nochmaliges Bleichen mit schwefliger Säure, Filtrieren durch Knochenkohle und ‚auf Korn kochen' notwendig ist."*

Ist brauner Zucker besser als weißer?

Dem braunen Zucker haftet der Mythos an, er sei gesünder als weißer. Nicht zuletzt untermauert durch die Werbung mancher Reformhäuser und Naturkostläden, die ihm einen Vorteil zusprechen, weil er Spuren von Mineralstoffen und Vitaminen enthält.

Um es vorwegzunehmen, er ist lediglich unsauber, ungereinigt – daher die braune Farbe. Die winzigen Spuren von Mineralstoffen, die ihm noch anhaften, sind gänzlich unbedeutend

– sogar indirekt gefährlich, weil sie den Mythos „gesund" aufrechterhalten. Exakte Untersuchungen beispielsweise von H. Gounelle im Institut d'Hygiène in Paris haben ergeben, daß der Unterschied im Gehalt an Vitaminen und Mineralstoffen bei Rohzucker und raffiniertem Zucker so gering ist, daß er praktisch bedeutungslos ist. Das heißt mit anderen Worten, daß sowohl der braune wie der weiße Zucker so arm an Mineralstoffen und Vitaminen sind, daß sie als Quelle für Vitamine und Mineralstoffe überhaupt nicht in Frage kommen. Diese Tatsache ist besonders zu betonen, da weite Kreise der Bevölkerung immer noch glauben, der braune Zucker sei „besser". Besser als was? Das Wort „besser" könnte zu der Vorstellung führen, daß der weiße Zucker „gut" sein muß. Nach der Wortsteigerung gut – besser – am besten! So weist Prof. Cremer gleichzeitig darauf hin, daß sowohl weißer wie Rohzucker in der Nahrung nur da angebracht ist, wo der Bedarf an essentiellen Nährstoffen durch andere Nahrungsmittel bereits sichergestellt ist.

Um zum Beispiel den Tagesbedarf an Calcium zu decken, müßte man etwa 2 kg braunen Zucker verzehren. Wesentlich geringer ist sein Gehalt an Vitaminen. Um den Tagesbedarf an Vitamin B1, B2 oder Niacin aufzunehmen, müßte man täglich 10–20 kg braunen Zucker essen!

Abgesehen von seiner Bedeutungslosigkeit im Hinblick auf lebensnotwendige Wirkstoffe, enthält er noch die Gesundheit schädigende Schmutzstoffe und nachteilige Begleitsubstanzen, die z. B. zu Verdauungsstörungen führen können. Dies ist aus der Säuglingsernährung bekannt.

Brauner Zucker ist also ebenfalls minderwertiger Zucker!

Das Zucker-Alphabet

Welche Sorten produziert die Zuckerindustrie?

Bastard-Zucker Eine Mischung aus Raffinade und Rohzucker, der hauptsächlich zum Backen hergestellt und in großen Mengen in Holland verkauft wird.

Brauner Zucker auch Rohzucker genannt. Ein Zwischenprodukt in der Zukkerherstellung, bei dem die Abtrennung der Nicht-Zukkerbestandteile noch nicht beendet ist. Die Braunfärbung entsteht durch anhaftenden Sirup, der als wertlos anzusehen ist.

Dextrose	auch Glucose oder Traubenzucker genannt. Besonders bekannt durch die irreführende Werbung bei Sportlern. Täuscht Leistungen vor – erwähnt jedoch nicht das Absinken des Blutzuckerspiegels und Spätschäden nach Dauergenuß.
Fruchtzucker	Fructose oder Laevulose. Wird Diabetikern sogar verordnet, da man fälschlicherweise annimmt, er sei nicht insulinpflichtig, sondern gehe „gleich ins Blut".
Gelierzucker	oder Geleezucker. Eine durch Geliermittel gefestigte Zuckerware. Für Marmeladen, Konfitüren.
Glucose	s. Dextrose, Traubenzucker.
Grundsorte	sogenannter Weißzucker. Billigste Verbrauchersorte. Kann bereits als „Kristallzucker" in den Handel kommen.
Hagelzucker	weißer, sehr grobkörniger Zucker.
Invertzucker	Gemisch aus Glucose und Fructose.

Kandis	weiß oder braun. Aus Raffinadelösungen gewonnene große Zuckerkristalle. Brauner Kandis wird durch Zuckercouleur oder Karamel gefärbt.
Karamel	braun-schwarzes Schmelzprodukt, das beim Erhitzen von Zucker entsteht.
Kristallzucker	Zuckerkristalle sind deutlich erkennbar. Man unterscheidet dabei je nach Korngröße die Sorten Grießzucker, Sandzucker, Kastorzucker (besonders feinkörnig) und Melis (leicht gelblich).
Lactose	Milchzucker
Laevulose	Fruchtzucker, Fructose.
Maiszucker	wird aus Zuckermais gewonnen.
Maltose	Malzzucker
Melasse	Rückstand aus Zuckerherstellung mit unangenehmem Geschmack. Wird zur Alkoholgewinnung verwendet, zur Herstellung verschiedener Hefen, Zitronensäure, Glutaminsäure und als Viehfutterzusatz.

Milchzucker	Lactose, besteht aus Galaktose und Glucose. Wird aus Molke gewonnen.
Pilézucker	unregelmäßiger, stückiger Zukker.
Plattenzucker	in Plattenform auskristallisierter Zucker.
Puderzucker	oder Staubzucker, so fein gemahlen und gesiebt, daß keine Kristallteilchen mehr fühlbar sind.
Raffinade	besonders reiner, weißer Verbrauchszucker „bester" Qualität, der bestimmten Reinheitsanforderungen genügen muß und in verschiedenen Sorten (Körnigkeit) hergestellt wird.
Rohrzucker	aus Zuckerrohr gewonnener Zucker, der chemisch und geschmacklich identisch ist mit dem Rübenzucker. Gleichzeitig ist der Begriff Rohrzucker die chemische Bezeichnung für Saccharose. In diesem Fall hat der Begriff Rohrzucker nichts mit der Herkunft zu tun, sondern ist lediglich das deutsche Wort für Saccharose.

Rübensirup Rübenkraut. Durch Kochen eingedickter Zuckerrübensaft.

Rübenzucker Saccharose. Aus Zuckerrüben gewonnener Zucker. Besteht chemisch aus Rohrzucker.

Saccharose Chemische Bezeichnung für Rohrzucker, gleichgültig, ob aus Zuckerrüben oder Zuckerrohr hergestellt. Ein Disaccharid, das aus je 1 Molekül Glucose und Fructose aufgebaut ist.

Sandzucker Grießzucker mittlerer Qualität, der meist zum Backen verwendet wird.

Sirup dickflüssige Zuckerlösungen, die durch Auflösen von Zukker in Wasser, Fruchtsäfte oder Pflanzenextrakten oder durch Einkochen von Zuckerrübensaft gewonnen werden.

Stärkesirup oder Malzsirup. Wird aus Kartoffel- und Maisstärke gewonnen.

Staubzucker s. Puderzucker

Traubenzucker auch Glucose/Dextrose. Wird aus Stärke, meist aus Mais, hergestellt.

Trocken-glucose	wird durch Zerstäuben rohen Sirups gewonnen. Erlaubter farberhaltender Zusatz bei Wurstherstellung.
Vanillezucker	Mischung aus weißem Zucker mit Vanille.
Vanillinzucker	ein mit 1% Vanillin (synthetisch hergestelltes Aroma) angereicherter Zucker.
Verbrauchs-zucker	Saccharose, Rohrzucker, Haushaltszucker aus Zuckerrübe oder Zuckerrohr.
Würfelzucker	Raffinade, in Platten oder Stangen gepreßt, getrocknet, dann in Würfel zerteilt.
Zuckercouleur	Farbzucker. Wird durch Auflösen von Karamel in Wasser gewonnen. Dient zum Färben von Nahrungsmitteln.
Zuckerhut	in Hutform gegossener weißer Zucker. In Deutschland für Feuerzangenbowle bekannt. In Marokko und anderen afrikanischen Ländern für den allgemeinen Gebrauch im Haushalt sehr gefragt.

Sogenannte „süße Alternativen“

Der große Irrtum – Fruchtzucker für den Diabetiker

Die signifikante Zunahme der Zuckerkrankheit geht deutlich parallel mit dem vermehrten Verzehr von Fabrikzucker, dem Rohrzucker, der ja aus 1 Molekül Traubenzucker und 1 Molekül Fruchtzucker besteht. Heute wird oft fälschlicherweise dem Diabetiker die Verwendung von Fruchtzucker (Fructose) anstelle des gewöhnlichen Zuckers (Rohrzucker) empfohlen. Die Praxis zeigt aber, daß sich dieser Rat für die Stoffwechselvorgänge des Zuckerkranken ebenfalls nachteilig auswirkt. Man kann zwar beobachten, daß der Verzehr von natürlichen Früchten, die auch Fruchtzucker enthalten, sich weniger ungünstig auswirkt als der Verzehr gleicher Mengen des isolierten fabrikatorisch hergestellten Fruchtzuckers. Dies ist wiederum ein Hinweis, daß ein grundsätzlicher Unterschied besteht zwischen dem Verzehr des Isolats und der natürlichen Frucht. Dieser Unterschied erklärt sich mit dem Fehlen der im ursprünglichen Lebensmittel gleichzeitig enthaltenen Vitalstoffe. Auf Grund der mangelnden Insulinproduktion kann der Diabetiker aber nicht „ungestraft" süße Früchte essen und schon gar nicht das Isolat Fructose.

Der Mediziner und Diabetesforscher Banting beobachtete bereits 1929 während einer Reise durch Panama, daß Diabetes bei den Zuckerrohrarbeitern nicht vorkam, obwohl die Leute dort durch das Kauen von Zuckerrohr große Mengen von Zucker konsumierten. Bei den spanischen Arbeitgebern jedoch, die „reinen" Fabrikzucker aßen, war die Erkrankungsziffer an Diabetes ungewöhnlich hoch. Diese Beobachtungen wurden später von den Forschern Cleave und Campbell durch langjährige exakte Forschungsergebnisse untermauert (s. S. 260).

Süßstoffe – Zuckerersatzstoffe

Angesichts der einwandfrei feststehenden Tatsache, daß alle Fabrikzuckerarten gesundheitsschädigend und maßgeblich an der Entstehung der ständigen Zunahme der ernährungsbedingten Zivilisationskrankheiten beteiligt sind, stellt sich automatisch die Frage, was als Ersatz für diesen schädlichen Stoff in Frage kommt.

Hier bietet die Industrie eine Reihe von chemischen Stoffen an.

Grundsätzlich gilt für alle Süßstoffe und Zuckerersatzstoffe, daß sie – abgesehen von ihren mehr oder minder großen Nachteilen – den Verbraucher in seiner süßen Geschmacksgewohnheit belassen. Das Verlangen nach Süßem wird dadurch aufrechterhalten. Eine grundsätzliche Lösung ist auf die Dauer nur durch eine Einschränkung des Verzehrs von süßen Speisen zu erreichen. Dies wird aber durch den Zuckerersatz – Süßstoffe, Zuckerersatzstoffe – behindert. **Die Süßstoffe stellen also keine Lösung des Zuckerproblems dar.** Es gibt aber Sonderfälle, z. B. Diabetiker, in denen die gelegentliche Verwendung von Süßstoffen eine Erleichterung bei der Speisenzubereitung bedeutet.

Saccharin wurde als erster synthetischer Süßstoff 1878 entdeckt. Er ist 300–500mal süßer als Zucker. Als er 1886 erstmals im Handel erschien, begann die Zuckerwirtschaft sofort mit ihrer Diskriminierungskampagne. Heute haben sich Zucker- und Süßstoffindustrie weitgehend arrangiert.

Cyclamat, 1937 entdeckt, ist 40mal süßer als Zucker. Saccharin und Cyclamat werden meist in einer Mischung angeboten. Beide Süßstoffe sind hitzebeständig.

Aspartam, L-Aspartyl-L-Phenylalanin-Ester, 1965 entdeckt, 200mal süßer als Zucker, auch als Canderel und Assugrin im Handel. Hergestellt aus zwei Aminosäuren (L-Phenylalanin und L-Asparaginsäure). Eignet sich nicht zum Braten und nur bedingt zum Kochen. Sollte nicht verwendet werden von Personen, die an Phenyl-Ketonurie leiden. Phenylalanin steht im Verdacht, bei Aufnahme größerer Mengen Kopfschmerzen und Benommenheit hervorzurufen. Bei Menschen, die zwar gesund sind, aber die genetische Information für das wichtige phenylalaninabbauende Enzym nur auf einem Gen anstatt auf zwei codiert haben (das ist bei jedem 70. der Fall), führt bereits eine Dosis von 34 mg pro kg Körpergewicht zu einer Verlangsamung der Gehirnströme. Da eine Dose Light-Limonade bereits 200 mg Aspartame enthält, sind vor allem Kinder besonders gefährdet. Darüber hinaus meldete das „Arzneitelegramm“ bereits 1987, daß Aspartame auf das Zentralnervensystem wirke und offensichtlich die Hunger- und Sättigungsregulation störe.

Acesulfam-K, 1970 entdeckt, 200mal süßer als Zucker. Es handelt sich um ein Oxathiazinon-dioxid, d. h. farblose, geruchlose, monokline Kristalle. Für kalte und heiße Getränke und Speisen verwendbar.

In der Forschung wird an der Herstellung weiterer Stoffe gearbeitet:

Thaumatin, ein praktisch kalorienfreier Protein-Süßstoff, 200 bis 300 mal süßer als Zukker und in einigen Ländern bereits zugelassen.

Glycyrrhizin, hat Lakritzgeschmack, 50mal so süß wie Zucker.

Neohesperidin, aus Bitter-Orangen gewonnen, 1000mal süßer als Zucker.

Miraculin

Monellin

Süßstoffe werden auch als Assugrin, Canderel, Diätsüße, Ilgonetten, Natreen, NutraSweet, Sionon, Sunett und unter anderen Bezeichnungen angeboten.

Xylit, ein Zuckeralkohol, ist seit 1974 in der Bundesrepublik zugelassen. Er wird aus Birkenholz, Maiskolben oder Stroh gewonnen und als kariesfeindlich vorwiegend von der Kaugummi-Branche, aber auch von Süßwarenherstellern eingesetzt.

Sorbit wird in der Diabetesdiät für Marmeladen, Gebäck und Süßigkeiten verwendet.

Mannit, besonders in der Mannaesche vorkommender, süß schmeckender kristalliner, sechswertiger Alkohol.

Palatinit, ein Zuckeralkohol. Ausgangsprodukt ist die Zuckerrübe. Mit Hilfe von Enzymen werden die Zuckermoleküle gespalten, danach wieder zusammengesetzt.

Xylit, Sorbit, Mannit und Palatinit können Unpäßlichkeiten in Form von Bauchbeschwerden, Blähungen, Durchfall und sogar Übelkeit hervorrufen. Die im Dünndarm nicht resorbierten Stoffe werden durch die Bakterien des Dickdarms fermentiert. Die Darmtätigkeit wird angeregt, es bilden sich vermehrt Gase. 10 bis 20 g reichen oft aus, um Durchfall hervorzurufen.

Isoglucose – das Zuckergeschäft der Zukunft

Isoglucose, ein Flüssigzucker, wird mit Hilfe von Enzymen aus gewöhnlicher Stärke (Mais) gewonnen. Der Stoff kann auf einfachere Weise und billiger als gewöhlicher Zucker hergestellt werden.

Als erster stellte Coca-Cola von Saccharose auf den billigeren Maissirup um, andere Weltfirmen folgten.

Mehr als 50% des Nahrungsmittel- und Getränkemarktes soll sich der Maissirup bereits weltweit erobert haben.

Kalorienärmer als Saccharose ist er zwar, die gesundheitlichen Nachteile sind jedoch dieselben wie bei allen anderen Fabrikzuckerarten.

Nicht besser sind die **süßen Alternativen,** die

in letzter Zeit in zunehmendem Maße auf dem Markt erscheinen. Sie stellen ebenfalls Konzentrate dar, mit denselben negativen Wirkungen wie die Fabrikzuckerarten.

Auch die für Werbezwecke angegebenen Mineralstoffe und Vitamine ändern an diesem Tatbestand nichts. Sie sind oft in ppm angegeben (**P**arts **p**er **m**illion).

Als Beispiel sei der **Ahornsirup** herausgegriffen, da er als besonders vorteilhaft gepriesen wird. Seine besondere Gefahr liegt darin, daß der Verbraucher ihn auf Grund der Empfehlungen für gesünder hält als üblichen Zucker. Er kommt damit vom Regen in die Traufe, denn daß durch den Verzehr gesundheitliche Störungen auftreten können, ist ihm meistens nicht bekannt, vertraut er doch allzusehr den werbeträchtigen Aussagen.

Ein Ahornbaum liefert etwa 40 l Saft pro Jahr, dessen natürlicher Zuckergehalt bei 2,5–3,5% liegt. Aus diesen **40 Litern** wird lediglich **1 Liter** Ahornsirup gewonnen. Durch Erhitzung auf 103,5° C wird der Zuckergehalt von ca. 2,5% auf über 66% konzentriert. Ahornsirup enthält über 66% Saccharose (Rohrzucker), geringe Mengen Frucht- und Traubenzucker, 33% Waser, 0,7% Mineralien.

Zahlreiche Patienten, die über Unverträglichkeitserscheinungen bei vitalstoffreicher Vollwertkost klagen und beteuern, daß sie keinerlei Fabrikzuckerarten verwenden, sind überrascht, daß auch der Ahornsirup dazugehört. Eine Besserung der Beschwerden tritt erst nach Weglassen dieses Produkts ein.

Ahornbäume werden in riesigen Monokulturen angebaut, der Saft über Pipe-Lines zu Sammelstellen geleitet und dort – technisch perfekt – zu einem Konzentrat verändert. Zur Vermeidung von Bakterienwachstum werden chemische Stoffe zugesetzt. So fand man bei Untersuchungen beispielsweise Formaldehyd.

Zahlreiche Produkte, also auch die hochgelobten süßen Alternativen, werden fabrikatorischen Herstellungsverfahren unterworfen.

Dies trifft ebenso auf Sucanat zu wie auf Melasse, Mascobado, Ur-zucker, Demerara u. a. m. Lassen Sie sich nicht von den Deklarationen auf der Verpackung verleiten, die Ihnen urige Herstellung der Präparate durch Naturvölker vorgaukeln, die ihren Zuckerrohrsaft noch auf Holzfeuer in Eisenkesseln kochen. Auch die Aussage, daß der Anbau für z. B. Rapadura seit 1985 kontrolliert biologisch erfolge, vermag nicht darüber hinwegzutäuschen, daß es sich um ein Zuckerkonzentrat handelt, wie es in der Natur nicht vorkommt. In Rapadura wurde 2003 das krebserregende Acrylamit gefunden. Gerade die werbewirksame Aussage über den „biologischen Anbau von Zuckerrohr“ erinnert daran, daß manch ein Landwirt sein Getreide „biologisch anbaut“ und anschließend für die Herstellung von Auszugsmehl veräußert – also nicht biologisch beläßt.

Bei dem aus Zuckerrohr hergestellten sogenannten Vollrohrzucker handelt es sich nicht nur um einen getrockneten und anschließend zerkrümelten Zuckerrohrsaft, wie manche Kunden glauben (möchten). Auch diese Produkte sind Raffinationsschritten unterworfen. Aus dem zerkleinerten Zuckerrohr wird der Saft gepreßt, so lange erhitzt, bis das Wasser entzogen und ein Konzentrat entstanden ist. Gewöhnlich wird Kalk hinzugefügt, was an einem unnatürlich hohen Calciumgehalt des Produkts erkennbar ist. Nicht selten erfolgt ein weiterer Verarbeitungsschritt, der den Kalk wieder entfernt.

Wenn die Firma Perlinger mit ihrem Produkt Demerara beispielsweise eine Vielzahl von Mineralstoffen und Vitaminen verspricht, muß dem energisch widersprochen werden, denn das Produkt enthält nichts mehr an Vitamin B 1, das ja bekanntlich benötigt wird, um den Zucker im Körper abzubauen. Ich scheute keine Kosten, um diesen Vollrohrzucker analysieren zu lassen.

Besonders muß ich mich dagegen wehren, daß für dieses Produkt im Zusammenhang mit meinem Namen Werbung betrieben wird.

Die Zeitschrift Öko-Test hat im Novemberheft 1990 beim braunen Zucker schlichtweg vom „Süßen Betrug“ gesprochen. Nicht zu Unrecht, denn da dem Kunden gesünderer Genuß vorgegaukelt wird, ist er oft genug sogar zweifach betrogen. Einmal um die ausbleibende Gesundheit und zum anderen um sein Geld, das er für ein überteuertes Produkt auf den Tisch legt.

Relativ am besten schnitten bei Öko-Test zwei Produkte ab:

„Rapadura und Ur-Süße sind die beiden Rohrzucker mit den besten Vitamin- und Mineralstoffwerten. Sie reichen aber nicht aus, um aus dem Ur-Zucker ein vollwertiges Nahrungsmittel zu machen, das dem Körper noch Vitamine liefern kann“ (Öko-Test 11/90).

Alle anderen Produkte liegen unter diesem Standard. Von 20 getesteten Rohzucker- und Vollrohrzuckersorten haben die beiden oben genannten 20,0 bzw. 23,0 µg/100 g Vitamin B1, weitere 4 Sorten weisen zwischen 10 und 13µg/100g auf, die restlichen 14 Sorten enthalten kein Vitamin B 1. Letztere werben jedoch meistens damit, betreiben also eine Falschaussage. (1µ = 1/1000 mg)

Weizenvollkorn enthält dagegen 40 µg/100 g. Es stimmt also absolut, wenn ich oft provozierend sage „mit einer Scheibe Vollkornbrot dekken Sie Ihren Vitamin-B 1-Bedarf und Mineralstoffbedarf mehr als mit den angeblichen Wirkstoffen, die bei den Vollrohrzuckerarten angepriesen werden".

Stevia stammt aus der südamerikanischen Chrysanthemenart Stevia rebaudiana. Der Extrakt schmeckt 300mal so süß wie Zucker. Die Blätter werden getrocknet, pulverisiert und mit warmem Wasser oder Lösungsmittel extrahiert. Der dunkelbraune Sud wird gebleicht. Störende Fremdstoffe werden mit Aluminiumchlorid, Calciumhydroxid oder Eisen-Sulfat abgetrennt. Die Lösung wird neutralisiert, z.B. mit Natronlauge. Es folgt eine Säuberung mit Ionenaustauschern auf Harzbasis. Flüssigen Extrakten wird ein Konservierungsmittel zugesetzt, pulverige werden mit Metylalkohol auskristallisiert. Als Trägerstoff dient teilweise Maltodextrin. Der bittere Nachgeschmack von Steviosid wird mit Hilfe von Enzymen in das angenehmer schmeckende Rebaudosid umgewandelt.

Stevia bringt keine gesundheitlichen Vorteile. Das pure Steviosid ist attraktiv, weil es höhere Profite bringt und seine Gewinnung und Verwendung patentierbar sind.

Was sagen Sie zu meiner Ernährung, Herr Doktor?

Sehr geehrter Herr Doktor Bruker,
in einem Bericht, den Sie über das Cholesterin verfaßten, sagten Sie Nachteiliges über den Zucker. Das hat mich doch sehr beunruhigt.

Meine Verpflegung, die ich zu 99% täglich so durchführe, sieht wie folgt aus:

morgens 1 (weißes) Brötchen mit Wurst, 1 Brötchen mit Käse, ½ Brötchen mit Honig, ½ Brötchen mit Marmelade – mit Zucker bestreut, dazu 2 Tassen Kaffee mit je 2 St. Würfelzucker.

Auf dem Weg ins Büro lutsche ich Eukalyptusbonbons. Im Büro trinke ich vormittags 2 Tassen Kaffee mit jeweils 3 St. Würfelzucker.

Mittags esse ich die übliche Kantinenverpflegung.

Nachmittags 2 Tassen Kaffee mit je 3 St. Würfelzucker.

Auf dem Heimweg lutsche ich Eukalyptusbonbons, und abends esse ich helles Brot mit Becel und magerer Wurst – nach dem Essen eine halbe bis eine Tafel Schokolade und Bonbons.

Was sagen Sie zu meiner Ernährung? Ich rauche ca. 10 Zigaretten pro Tag.

Mein Arzt findet alles ganz normal.

Mit freundlichen Grüßen

.....

Auch dies ist einer von unzähligen Briefen (in Stichworten),. in denen ich um Rat gefragt werde. Es sind dieselben Fragen, wie sie auch in der Sprechstunde gestellt werden. Der Arzt hielt die Lebensweise dieses Patienten für normal, weil er es nicht besser weiß. Er meint damit, daß sie den üblichen Gewohnheiten entspricht.

Die Aufklärung der Bevölkerung über Ernährungsfragen liegt fast ausschließlich in der Hand der Nahrungsmittelindustrie. Eigentlich wäre dies Sache der Ärzte. Ihnen fehlen jedoch die objektiven Informationen und die finanziellen Mittel zu deren Verbreitung.

Forschungsaufträge werden von Firmen vergeben, nicht von Einzelpersonen. Nur die Ergebnisse, die dem Umsatz dienen, werden publik gemacht. Sie gelangen als sogenannte „wissenschaftliche Forschungsergebnisse“ in die Hand des Arztes, an die Schulen, in die Presse. Die freche und skrupellose Werbung in den Medien ist zersetzende Ergänzung. Bei den Ärzten kommt noch dazu, daß sie während ihrer Ausbildung nicht auf diese Zusammenhänge hingewiesen werden. Dies führt dazu, daß z. B. die Werbung der Zuckerindustrie von einem großen Teil der Ärzte übernommen und unkritisch weitergegeben wird.

Die Aussagen der Zuckerindustrie sind oftmals als Werbung nicht erkennbar, sondern in „Gesundheitsratschläge" verpackt. Als diese Tarnung von mir schon Anfang der 60er Jahre angeprangert wurde, versah man die Werbeaussagen vorübergehend mit einem von einer strahlenden Sonne umgebenen **Z.** Eine umfassende Befragung unter meinen Patienten ergab, daß nicht ein einziger diese Aufmachung als Werbung der Zuckerindustrie erkannte, sondern sie wirklich als gesundheitlichen Ratschlag ernst nahm.

Ginge es Ihnen anders? Würden Sie zum Beispiel im redaktionellen Teil Ihrer Tageszeitung die Meldung „Bessere Schulnoten nach Zuckergenuß" auf Anhieb als Zuckerwerbung erkennen? Vermutlich nicht, da die Aussagen aus Versuchen von Mitarbeitern einer Universitätskinderklinik stammen. Tatsächlich 1989 so geschehen. Die angeblich exakten Untersuchungsergebnisse wurden mehrfach von mir bei dem zuständigen Prof. H. in Wien angefordert. Bis heute kam keine Antwort von ihm.

Die redaktionelle Meldung „Rübensirup gibt den Spaghettis den letzten Pfiff – Rheinische Spezialität verfeinert Küche“ läßt jeden Spaghettifan, Köchinnen und Köche aufhorchen, entpuppt sich jedoch als Werbestrategie für Meckenheimer Zuckerrübensirup, der nun den „Vollwertmarkt“ als „gesunde Alternative“ erobern will. Mit Hilfe einer PR-Agentur soll der Absatz deutlich gesteigert werden. Wenn alle Zeitungen so mitziehen wie die „Bonner Rundschau“ mit o. g. Information, dürfte die Rechnung aufgehen.

Ähnliche Meldungen erscheinen ständig in der Presse, mit dem Ziel, den Leser zum „süßen Genuß ohne Reue“ anzuhalten. Auch der Bundesernährungsminister Ignaz Kiechle fühlte sich berufen, seine Leidenschaft für Süßes in Wort und Bild zu dokumentieren. Sogar die Stadt Bonn wirbt, wie man aus nachfolgender Meldung ersieht, für den Zuckergenuß.

Bonn wirbt für Zuckerindustrie

„Bonn ist zur Zeit in aller Munde.“ Der etwas abgedroschene Slogan, der nach dem *FAZ*-Satz, das Kondom sei nunmehr „in aller Munde“, kaum noch originell zu variieren ist, wird zur Zeit vom

Werbeamt des angeblich 2000 Jahre alten Hauptstädtchens bemüht, um für die Zuckerindustrie zu werben. Oberbürgermeister Hans Daniels posierte im Auftrage der Centralen Marketing-Gesellschaft für die Agrarwirtschaft (CMA) mit einem überdimensionierten Zuckerwürfel, mit dem die agrarindustrielle PR-Gesellschaft „für Bonn wirbt", wie der lokale *General-Anzeiger* treuherzig berichtete. Anlaß der kostenlosen Werbung für den angeschlagenen Kalorienlieferanten ist eine ebenfalls kostenlose Spende von 50 Millionen Zuckerwürfeln mit dem Aufdruck „Bonn ist Zucker". Um den Reigen zu beschließen: Genauso gratis gab die Lokalpresse der Phantasie ihrer Volontäre freien Lauf: „Süße Reverenz", „kantiger Energielieferant hilft gestreßten Hauptstadtjubilaren" *(Bonner Rundschau),* „süße Überraschung", „natürliche Energielieferanten, wenn das Feiern mal zu anstrengend wird" *(General-Anzeiger),* „zuckerige Würfel" mit „Kußmund-Mädchen" *(Rhein-Zeitung)* und nochmal „süße Reverenz" *(Express).* Da mochte auch der OB nicht zurückstehen: „Eine tolle Idee."

der artikulator Nr. 29, 1989

Die CMA tut alles, um das Image der Zuckerindustrie zu verbessern. 1997 verteilte sie in mehreren Städten „süße Riegel gegen Montagsfrust".

Nur so ist es zu erklären, daß aus dem einst süßen Gewürz Zucker ein „ätzender" Stoff wurde, von dem der Bundesbürger etwa 120–150 g pro Tag und Kopf verzehrt – das entspricht mehreren Millionen Tonnen pro Jahr!! Wenn man bedenkt, daß Säuglinge, Kleinkinder und einige Aufgeklärte diese Mengen nicht konsumieren, liegt der tatsächliche Pro-Kopf-Verbrauch wesentlich höher als angegeben. 1989 schrieb mir ein Leser, daß er mühelos 7 (sieben) Pfund Haushaltszucker pro Woche esse – zusätzlich zum versteckten Zucker in diversen gekauften Lebensmitteln. 400 g Zucker sind bei zahlreichen Kindern der Tagesschnitt.

Ein Schadstoff ohne Beispiel! Doch als von einem Verbraucherverband 1985 eine Broschüre mit dem Titel „Schadstoff Zucker" herauskam, klagte die Wirtschaftliche Vereinigung Zucker e.V. Bonn, um den Vertrieb zu unterbinden. Die Bundesrichter wiesen dieses Anliegen 1986 zurück und waren der richtigen Meinung, daß „in Zucker ein nicht zu vernachlässigendes Gefährdungspotential steckt". (Aktenzeichen 3 U 11/87 74 O 235/86 Hanseatisches Oberlandesgericht). Der Begriff „Schadstoff" darf also benützt werden.

Mit zunehmender Aufklärung der Bevölkerung über die Gesundheitsschäden durch Fabrikzucker wird auch die Abwehr von seiten der Zuckerindustrie verstärkt. Interessant sind dabei die Gepflogenheiten hinter den Kulissen. Die Wirtschaftliche Vereinigung Zucker und der Bundesverband der Deutschen Süßwarenindustrie spielen sich als Leibwächter der Nation auf und klopfen Sendeanstalten auf die Finger, sobald ein kritischer Film zum Thema Zucker gezeigt wird. Da liest man dann in einer Stellungnahme von Vertretern der Zucker- und Süßwarenindustrie an das (in diesem Fall mutige) Fernsehen folgendes:

> „*... solche Sendungen* (gemeint ist damit der von mir kommentierte und ausgestrahlte ZDF-Film **Süß und gefährlich**) *führen zu Verunsicherungen und Angst beim Umgang mit einem Nahrungsmittel, dessen Unbedenklichkeit außer Zweifel steht.*"

Es wird weiterhin in diesem Schreiben die unterschwellige Drohung ausgesprochen, zu überlegen, wohin es (mit dem Fernsehen) käme, wenn Werbung für Süßwaren in Zukunft unterbliebe. Das Groteske der Situation ist vielen sicher gar nicht bewußt, wird aber deutlich, wenn man bedenkt, daß **täglich** in den Massenmedien Werbung für Zucker (Süßwaren) gemacht wird, während nur alle paar Monate oder gar Jahre ein aufklärendes Wort über die Schäden, die dieser Stoff anrichtet, an die Öffentlichkeit gelangt. Wird über die Nachteile etwas ausgesagt, setzen sofort massive Maßnahmen der Zucker- und Süßwarenindustrie ein, die einer Nötigung gleichkommen.

Der Anti-Zucker-Film „Süß und gefährlich" (herausgegeben von der Gesellschaft für Gesundheitsberatung – GGB), wurde inzwischen mehrfach durch Pro-Zucker-Aussagen wettgemacht. 1988 strahlte das ZDF eine Sendung „Essen wie Gott in Deutschland" aus. Der „Ratgeberteil zum Thema Zucker" konnte vom Sender angeblich leider nicht als Manuskript zur Verfügung gestellt werden, weil es sich um Live-Interviews handelte.

„... in unserem zur Sendung erschienenen Buch ‚Essen wie Gott in Deutschland' Band II finden Sie im Ratgeberteil alles Wissenswerte über Zucker. Das Buch ist über den einschlägigen Fachhandel erhältlich. Weiteres weisen wir auf die Broschüren von Kölner Zucker hin, Adresse auf jeder Zuckertüte", teilte das ZDF anfragenden Zuschauern ungeniert mit.

In Werbekampagnen der Zuckerlobby wird verharmlosend vom Naturprodukt gesprochen, das lebensnotwendig ist. (Die Tollkirsche ist auch ein Naturprodukt!).

Hier einige Kostproben, mit denen Kinder und Eltern über Medien pausenlos berieselt werden, auf die auch Pädagogen und manchmal sogar Eingeweihte, die es besser wissen müßten, hereinfallen und sich austricksen lassen:

- Die süße Energie
- Wie der Zucker im Körper seine Kraft entfaltet
- Zucker hat weniger Kalorien als Sie denken
- Zucker schafft Kraft – komm in Schwung mit Zucker
- Ohne Zucker wär' das Leben halb so süß
- Sauer macht lustig, und süß macht nicht dick
- Zucker macht Vitamine erst genießbar
- Aber natürlich mit Zucker
- Zucker – ein sicheres Lebensmittel
- Zucker – ein Stoff aus der Natur
- Kinder brauchen Zucker
- Der Rotkohl liebt den Zucker
- Die Banane liebt den Zucker usw.
- Zucker sparen grundverkehrt – der Körper braucht ihn, Zucker nährt

Wenn dann Pressemeldungen in ärztliche Ratschläge verpackt werden und Eingang in Tageszeitungen, Illustrierte, Apotheker-Zeitungen und selbst ADAC finden, ist der Zuckerkonsum gesichert. So liest man ebenda:

„Ein Zuckerl beruhigt strapazierte Autofahrernerven ... für lange Autofahrten empfehlen deshalb die Deutsche Verkehrswacht und führende Wissenschaftler ... unbedingt öfter mal was Süßes ..."

Der ADAC beruft sich auf einen „Arbeitsphysiologen" und empfiehlt,

„... auf lange Strecken Schokolade, Kekse oder andere Süßigkeiten mitzunehmen ..."

Beide o. g. Meldungen erschienen bundesweit in der Presse. Und der „Senioren-Ratgeber" aus der Apotheke meldet: „Bei niedrigem Blutdruck Morgenkaffee gut süßen!"

Von seiten der Bundesregierung wird keinerlei Einspruch gegen diese irreführende Werbung erhoben, die sich in zunehmendem Maße Kinder als Zielgruppe aussucht. Im Gegenteil, alle Anzeichen sprechen dafür, daß sie diese Aktionen indirekt fördert.

Im Jahresbericht 1980/81 der Wirtschaftlichen Vereinigung Zucker (WVZ) heißt es zum Beispiel:

„Wie in den vergangenen Jahren wirkte die

WVZ beratend bei der von der CMA durchgeführten Öffentlichkeitsarbeit mit. Das organisatorische Instrument hierfür ist der Produktausschuß Zucker der CMA, dem sämtliche Mitglieder der Kommission zur Förderung des Zuckerverbrauchs der WVZ angehören. Beide Gremien stehen unter dem Vorsitz von Dr. J. Thiee. Somit ist die Abstimmung der Aktivitäten von WVZ und CMA gewährleistet."

Die CMA ist die Centrale Marketing Gesellschaft der deutschen Agrarwirtschaft in Bonn-Bad Godesberg.

- **Was unternimmt die Bundesregierung gegen derartige Verflechtungen?**

Die CMA hat einen mehrfarbigen Stundenplan für Kinder erstellt, der in Comic-Manier über Herstellung und Wert von Fabrikzucker informiert. Er wurde an 10000 Grundschulen in 100facher Ausfertigung verteilt. Die Bundesregierung duldet Werbekampagnen an Schulen für ein Produkt, das nachweislich die Gesundheit besonders von Kindern gefährdet.

- **Ist Produktwerbung an Schulen nicht untersagt?**
- **Was unternimmt die Regierung gegen derartige Aktionen?**

Die CMA veranstaltete 1980 bundesweit Zukker-Kettcar-Rennen für Kinder unter dem Motto „Zucker schafft Kraft – komm in Schwung mit Zucker". Der mit diesem Text versehene runde Aufkleber zeigt ein fröhliches Kind, das schwungvoll auf einer Schaukel durch die Luft wirbelt. In den Ankündigungen dieser Rennen wurde Fabrikzucker als „ein wichtiger und unverzichtbarer Bestandteil der Ernährung" bezeichnet. Laut Angaben der Wirtschaftlichen Vereinigung Zucker wurden mit dieser Werbung 18 Millionen Leser erreicht.

- **Wann und wo schritt die Bundesregierung gegen diese gesundheitsgefährdende Werbung ein?**

Dies sind nur einige peinliche Fragen, herausgenommen aus einer „kleinen Anfrage der Abgeordneten Dr. Vollmer und Fraktion Die Grünen im Bundestag" an die Bundesregierung zu den Werbepraktiken der Zuckerindustrie.

Die Verknüpfung der Interessengruppen CMA, WVZ, IME (Informationskreis „Mundhygiene und Ernährungsverhalten – einer Tarnorganisation der Zuckerindustrie) sowie anderer Organisationen und Personen läßt den verantwortungsbewußten Arzt in erschreckender Weise seine Machtlosigkeit erkennen und zur Mutlosigkeit hintendieren. IME hat sich der gesamten Ärzte- und Zahnärzteschaft, Presse,

Medien und Verbrauchern jahrelang als neutral gebende wissenschaftliche Organisation vorgestellt. Deren Verknüpfung zur CMA, Zuckerindustrie und Wirtschaftlichen Vereinigung Zukker sind der Bundesregierung bekannt.

- **Was unternimmt die Regierung dagegen im Interesse der Volksgesundheit?**

Das Schweigen der Bundesregierung zeigt, daß sie weitgehend eine Interessenvertretung bestimmter Wirtschaftskreise darstellt.

Das Bundesministerium für Ernährung, Landwirtschaft und Forsten trägt sein Scherflein für die Ernährungsberatung der Verbraucherzentralen bei. Gut so, jedoch nicht ohne Folgen. Der von der Verbraucherzentrale Hamburg e. V. herausgegebene Aufkleber **Zucker macht zahnlos** konnte nicht mehr vertrieben werden, weil im Sommer 1986 die Mittel für den Nachdruck nicht bewilligt wurden. Als Begründung teilte das Ministerium mit, der Aufkleber sei mißverständlich und für die Verbraucheraufklärung ungeeignet. Der Aufkleber – so das Ministerium – vereinfache die Zusammenhänge der Karies zu stark, so daß er „für eine sachgerechte, objektive und an den wissenschaftlichen Erkenntnissen ausgerichtete Ernährungsaufklärung nicht geeignet ist... Im übrigen zielt der Aufkleber mit seiner Aussage darauf ab, Angstgefühle beim Verzehr von Zukker zu wecken ... dies gilt besonders bei Kindern und Jugendlichen ...".

Wann und wo hat das Ministerium Angstgefühle gezeigt und sich bei den aggressiven Aussagen der Zuckerindustrie und den redaktionell eingefärbten Zuckerbeiträgen gerührt sowie an eine „sachgerechte, objektive und an den wissenschaftlichen Erkenntnissen ausgerichtete Ernährungsaufklärung" erinnert?

Auch dieses Beispiel macht deutlich, daß Schlüsselpositionen unter dem Einfluß wirtschaftlicher Interessen stehen.

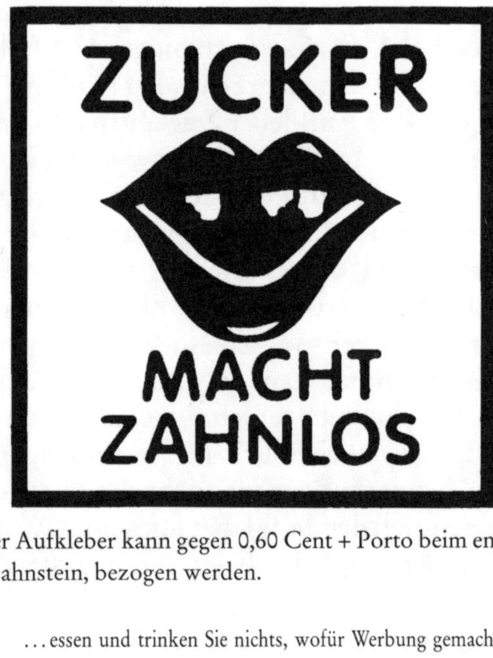

Dieser Aufkleber kann gegen 0,60 Cent + Porto beim emu-Verlag, Lahnstein, bezogen werden.

Was soll ein Arzt tun, wenn er die Verfilzungen durchschaut und seinen Beruf – seine Berufung – ernst nimmt? Ich griff zur Selbsthilfe und verfaßte mehrere Bücher und Schriften, die in hoher Auflage Verbreitung finden. Die Verfilzungen der Zuckerindustrie, die bis in die Reihen der gesetzlichen Krankenkassen reichen, sollen hier nur angedeutet sein. Ich habe sie ausführlichst in meinem Buch „Vorsicht Fluor" (emu-Verlag) dargestellt. Eine Wiederholung ist hier aus Platzgründen nicht möglich. Erwähnt werden soll jedoch der verdienstvolle Einsatz des Zahnarztes Dr. Knellecken, der als Vorsitzender der KZV (Kassenzahnärztliche Vereinigung Nordrhein) der Zuckerindustrie den Kampf ansagte. Dieses Vorgehen führte zu einer massiven Verfolgung Dr. Knelleckens und zog – wie beabsichtigt – seinen privaten und beruflichen Ruin nach sich. Jede Zeile in der Dokumentation „Vorsicht Fluor" entspricht den Tatsachen. Wegen der darin enthaltenen Wahrheiten rächt man sich an mir. Ich bin in den Augen der Lobby unwissenschaftlich, ein Außenseiter, neuerdings zu alt – nicht mehr auf dem neuesten Stand der Wissenschaft.

Zu den Stärken der Zuckerindustrie und deren Interessenvertreter gehört es, dem Gegner Aussagen zu unterstellen und in Publikationen und Presse zu widerlegen, die von dem Betreffenden nie gemacht wurden. Auf diese Weise macht man einen Kritiker lächerlich.

Die Deutsche Gesellschaft für Ernährung (DGE), die sich zur bundesdeutschen Institution mit Alleinbefugnis in Ernährungsfragen erhebt, macht sich gern stark, wenn es um die Abwertung meiner mehr als 60jährigen ärztlichen Erfahrungen geht. Sie behauptet z.B. in ihrer Schrift über alternative Ernährungsformen, daß von mir die Aussage stamme, mit 3 Eßlöffeln Frischkornbrei könne man jede Fettsucht heilen. Der Aufforderung meines Rechtsanwalts, diese angebliche Behauptung zu belegen, konnte die DGE nicht nachkommen. Sie versicherte, in Zukunft diese Bemerkung zu unterlassen. Diese Zusage fällt ihr leicht, hat sie doch die Schrift mit dieser unwahren Behauptung bereits tausendfach gezielt verteilt an Verbraucherzentralen, Fachschulen, Oecotrophologen, Krankenkassen, also da, wo man sicher sein kann, daß sie gelesen wird und „Bruker dann nicht mehr ernst zu nehmen ist".

Als ich die DGE vor einigen Jahren als „Sprachrohr der Nahrungsmittelindustrie" bezeichnete, drohte man mir mit einem Prozeß. In unserem Zeitalter des Ernährungsanalphabetismus, in dem immer noch die Kalorienlehre angebetet wird, kann man sich über derartige durch Mammon und Profilierungssucht bestimmte Verhaltensweisen nicht einmal mehr wundern. Sie gehören zum Alltag. Wer heute noch als Lernender in meiner Klinik antrat, auch hospitierte, ging morgen auf Distanz zu mir, um seine anstehende Karriere oder Professur nicht zu gefährden. Denn Bruker war für Zugeständnisse an die Nahrungsmittelindustrie nicht zu gewinnen.

Einer der heute führenden Nachwuchskräfte in der „alternativen" Ernährungsszene absolvierte einen „Freundschaftsbesuch" bei mir, obwohl sein „Gutachten gegen Bruker" bereits an namhafte Stellen unterwegs war, um mich zu widerlegen.

So macht man in einschlägiger Szene Karriere, indem man auf beiden Schultern Wasser trägt.

Auch dem bekannten Ernährungsforscher Prof. Dr. Werner Kollath ging es nicht anders. Er wurde als Rattenkönig in der Presse beschimpft. Heute kann man an der von Kollath inaugurierten Vollwerternährung nicht vorbei und muß ihn auch in den Reihen der Deutschen Gesellschaft für Ernährung (DGE) erwähnen.

Ich sage mir zum Trost mit Bert Brecht:

„Wer die Wahrheit nicht weiß, der ist bloß ein Dummkopf; aber wer sie weiß und sie eine Lüge nennt, der ist ein Verbrecher."

Ist unsere Lebensweise noch in Ordnung?

Was macht nun ein Arzt, wenn er die Zusammenhänge **nicht** durchschaut, weil er an der Universität und in der Fortbildung in den eigentlichen Krankheitsursachen nicht ausreichend ausgebildet wurde? Er und sein Patient bleiben in Unwissenheit, wenn nicht der Zufall im Spiel ist. Oder das logische Denken. Oder beides.

Wenn es um die Krankheitsursachen speziell im Bereich der Ernährung geht, sage ich meinen Patienten oft: „Essen Sie wie ein Bauer vor 100 Jahren!" Damit soll zum Ausdruck gebracht werden, daß damals die Lebensmittel so verzehrt wurden, wie sie der Bauer erzeugte – ohne Zwischenschaltung der Nahrungsmittelindustrie.

Unserer heutigen jungen Generation ist ja gar nicht mehr bewußt und wird in Schulen und anderen Ausbildungsstätten kaum vermittelt, daß noch vor gut 100 Jahren Vollkornbrot, Kartoffeln, Gemüse, Obst und Rohmilch unverfälschte Grundnahrung einer jeden Familie waren. Fleisch gab es allenfalls am Sonntag. Und dann für den Vater das größte Stück und Bröckchen für die restlichen Familienmitglieder.

In den Alltagskostplan gehörte Fleisch ebensowenig wie weißes Brot, Fabrikzucker, Kuchen und andere Genußmittel. Heute sind diese Gewohnheiten vergessen und durch üppige Mangelkost abgelöst worden, die fast nur noch aus Genußmitteln und nicht mehr aus Lebensmitteln besteht.

Im vorigen Jahrhundert verzehrte man pro Kopf und Jahr etwa 10 kg Fleisch. Heute ist der Verbrauch auf das 12fache gestiegen. Fleisch ist zum Kernstück **aller** Mahlzeiten geworden, wenn man die Wurst zum Frühstück und Abendessen mit einbezieht.

In noch größerem Umfang nahm der Zukkerkonsum zu. In dem Maße, in dem Fabrikzucker in den letzten 100 Jahren zum Genußmittel in vielfältigster Form wurde, verdrängte er Brot und Mehl. Der Einbruch der Technik in den Bereich der Lebensmittel gegen Ende des letzten Jahrhunderts – die Herstellung von Fabrikzuckerarten, Auszugsmehlen, Fabrikfetten – ist die Geburtsstunde der vorgenannten ernährungsbedingten Zivilisationskrankheiten.

Mit der Zunahme industrieller Verarbeitung der Lebensmittel ging der statistisch nachweisbare Anstieg der ernährungsbedingten Zivilisationskrankheiten parallel.

Beeindruckende Forschungsergebnisse

Beeindruckend sind die bei meinen Kolleginnen und Kollegen völlig unbekannten Forschungsergebnisse von z. B. dem Arzt und Zahnarzt Roos oder dem Zahnarzt Price, um lediglich zwei von zahlreichen anderen Forschern zu benennen. An der Universität werden sie nicht erwähnt, weil nicht bekannt oder in Vergessenheit geraten, von anderen Scheinwissenschaften überrollt. Dr. Adolf Roos leitete 1930–1935 und 1955–1959 eine Untersuchung im Gomser Tal in der Schweiz über die Lebensführung der dortigen Bewohner und die Auswirkung auf die Zahngesundheit.

Ausgangslage 1914	fast 100%ige Selbstversorgung. *Hauptnahrung:* steinmühlegemahlenes *einmal jährlich* gebackenes Roggenvollkornbrot, dicke Suppen aus Gerste, Hafer, Bohnen, Erbsen, Kartoffeln, Rübenkost, wenig Grüngemüse und Obst, im Sommer Wildbeeren, Rohmilch. Genußmittel sind Ausnahmen.

Gute Gesundheit aller Bewohner und hohe Lebenserwartung.

1930 Ackerbau im Rückgang. Die alten Dorfmühlen waren stillgelegt. Zucker, Industrienahrung, Genußmittel sind zur täglichen Gewohnheit geworden. Die Leute waren oft wochenlang krank. Tuberkulose breitete sich aus. Zahnkaries kam gehäuft vor.

1955–1959 Nach einem viertel Jahrhundert wiederholte Dr. Roos die Untersuchungen. Die Tabellen und graphischen Darstellungen zeigen eine erschütternde Weiterentwicklung der Zahnkaries. Zwei Ärzte haben jetzt im Goms voll zu tun, während die früher weit entfernten Ärzte kaum beansprucht worden waren. Auf Schritt und Tritt rapider Verfall der Kultur. Seine Prognose von 1935 bestätigte sich erschreckend.

Was Roos im Gomser Tal feststellte, gilt für alle Teile der Erde, in die die sogenannte Zivilisation Einzug hält. Der Zahnarzt Weston Price bereiste

Anfang des Jahrhunderts die Welt vom Polarkreis bis zu den Tropen und stellte – ähnlich wie Roos – bei Naturvölkern gesundheitlichen Verfall fest, der sich ja in der Regel am schnellsten am Gebiß nach dem Genuß von Zucker und Süßigkeiten einstellt. Albert von Haller hat in seinem Buch „Gefährdete Menschheit" die Forschungsergebnisse von Price zusammengefaßt. Auch diese werden in der ärztlichen Ausbildung ausgeklammert. In meinem Buch „Unsere Nahrung – unser Schicksal" bin ich ausführlich auf die Schäden durch unsere „modernen Fabriknahrungsmittel" eingegangen.

Wem ist denn noch bewußt, daß fast alles, was heute täglich an Süßem konsumiert wird, früher besonderen Anlässen vorbehalten war? Ralph Bircher schreibt, daß selbst „der Kaffee anfänglich von jenen, die ihn täglich trinken wollten, heimlich in der Hinterstube genossen wurde, weil es als ‚meisterlos', d. h. als Sittenverlotterung und Unbeherrschtheit galt, ihn ohne ‚geziemende Gelegenheit' zu trinken, worunter man einen festlichen Anlaß oder einen besonders geschätzten Besuch verstand". Ähnlich verhielt es sich auch mit Süßigkeiten oder Gebäck. Heute sind der süße Nachtisch, die vierte süße Mahlzeit am Nachmittag sowie häufige süße Zwischenmahlzeiten etwas Selbstverständliches. Die Automaten in Schulen und Universitäten sind vollgestopft mit Süßigkeiten und zuckerhaltigen Getränken.

- **Was unternimmt der Staat gegen die durch diese Fehlernährung nicht mehr aufzuhaltende Kostenlawine im sogenannten Gesundheitswesen – besser: Krankheitswesen genannt – ?**

Seit Urzeiten Honig

Seit Urzeiten waren Honig und süße Früchte die Süßmittel unserer Vorfahren. Daran ist nicht zu rütteln, auch wenn die Zuckerindustrie in Werbeschriften den Eindruck zu erwecken versucht, als sei ihr Produkt schon seit Jahrhunderten weltweit in Gebrauch.

1747 entdeckte Andreas Sigismund Marggraf den Rübenzucker

1798 stellte sein Schüler Franz Carl Achard den ersten Zucker her

1802 entstand die erste Zuckerfabrik in Kunern/Niederschlesien

1890 hatte sich in Deutschland der aus Zuckerrüben gewonnene Rohrzucker gegenüber dem Zucker aus Zuckerrohr durchgesetzt

Bis ins 19. Jahrhundert wurde Zucker als kostbare Rarität angesehen und sogar in verschließbaren Zuckerdosen aufbewahrt – in sparsamen Haushalten galt diese Sitte auch noch zu Beginn des 20. Jahrhunderts.

Zuckerverbrauch in Deutschland
und ab 1950 in der BRD *pro Kopf und Jahr*

1825	2 kg
1850	3 kg
1880	8 kg
1914	18 kg
1939	26 kg
1950	28 kg
1960	30 kg
1970	34 kg
1980	36 kg
1983	41,9 kg

Heute hat er allen Warnungen und Dementis zum Trotz 42 kg pro Kopf und Jahr überschritten.

Zuckerverbrauch 1983 pro Kopf
(Industrialisierte Länder)

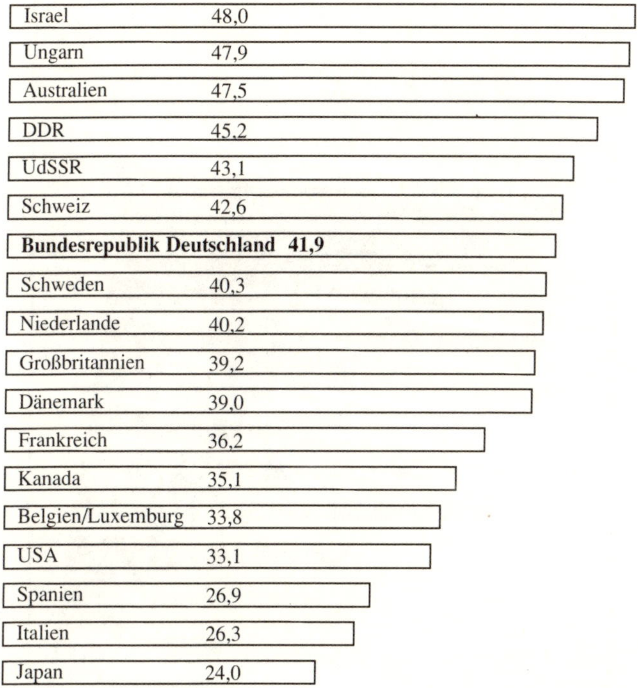

Quelle: „süss aktuell“ 4/85

Der derzeitige Zuckerverzehr verursacht hohe soziale Kosten zu Lasten aller Bürger. Die Regierung läßt es geschehen.

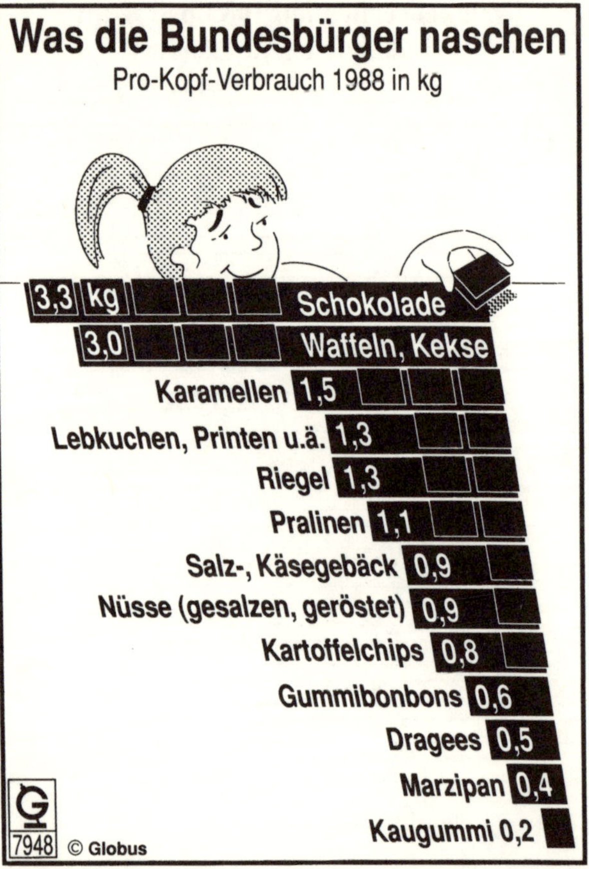

Am besten mundet offenbar Schokolade. Ob massiv oder gefüllt – jeder Bundesbürger naschte davon 1988 durchschnittlich 3,3 Kilogramm. Das sind 33 Tafeln zu je 100 Gramm.

(Statistische Angaben: Bundesverband der Deutschen Süßwarenindustrie)

Es ist einfach unwahr, wenn dem Verbraucher in Anzeigentexten der Zuckerindustrie suggeriert wird, „daß Zucker in der Bundesrepublik Deutschland durchaus in Maßen verzehrt wird“.

Der Ernährungsbericht der Bundesregierung, verfaßt von der DGE (Deutsche Gesellschaft für Ernährung), hat früher einmal von 60 g Zuckerverbrauch pro Tag als Obergrenze gesprochen. Inzwischen steuern wir jedoch auf 150 g pro Kopf und Tag zu.

- **Was sagt die Bundesregierung zu den Werbestrategien der Verharmlosung, die die Zucker- und Süßwarenindustrie durchführen?**

Südzucker jetzt ganz oben
Südzucker konnte seine Monopolstellung in Europa weiter ausbauen und festigen. Mit der Billigung des Bundeskartellamtes – wie denn auch sonst. Mit der Übernahme des führenden belgischen Zuckerherstellers Tirlemontoise mauserte sich Südzucker zum EG-größten Krankheitsanbieter. Größer noch als Ferruzzi/Beghin-Say und zwei britische Konzerne. Die Unternehmensgruppe beschäftigt derzeit 6500 Leute, zu denen jetzt noch 1200 aus dem belgischen Unternehmen hinzukommen. Der künftige Umsatz überschreitet die Vier-Milliarden-Grenze. Zwei

weitere Milliarden kommen aus anderen Beteiligungen am Ernährungsgeschäft.

Damit wird das Südzucker-Monopol seine Werbekampagnen noch intensivieren können, um weiter erfolgreich die spärlichen, wenig ernsthaften Bemühungen der westdeutschen Zahnärzteschaft zur Kariesreduktion zu konterkarieren.

der artikulator Nr. 30/1989

FDA wäscht Zucker rein

„Experten und Wissenschaftlern ist primär zu mißtrauen, denn es gibt heute – selbst im universitären Bereich – kaum mehr freie und vor allem unabhängige Wissenschaftler. Sie müssen und wollen ihr Brot verdienen und ‚wes Brot ich eß, des Lied ich sing'."

Al Imfeld

Nachdem wissenschaftliche Studien, die den Nachweis erbringen, daß Fabrikzucker ursächlich an der Entstehung ernährungsbedingter Zivilisationskrankheiten beteiligt ist, nicht mehr länger verheimlicht werden konnten und auch immer häufiger dem Normalverbraucher zugänglich gemacht wurden, erschien 1986 der Sugar Report, ein Bericht der amerikanischen FDA (Food and Drug Administration = Nahrungs- und Arzneimittelbehörde), um den Fabrikzucker von allen Anklagen reinzuwaschen.

Am 13. November 1986 stand daraufhin eine von vielen ganzseitigen Anzeigen beispielsweise in der Los Angeles Times mit der Überschrift:

GOVERNMENT GIVES SUGAR CLEAN BILL OF HEALTH

(Regierung gibt Zucker gesundheitlichen Freibrief)

Weiterer Text dieser Anzeige:

Alles, was Sie schon immer über Zucker glauben wollten, ist wahr.

Die Regierung hat die Bestätigung dafür gegeben. Wie in der führenden Presse berichtet, hat eine umfassende Studie der FDA den Mythos vom Naturzucker hinweggefegt.

Die FDA hat bewiesen, daß

- *Zucker nicht die Ursache für Fettsucht ist*
- *Zucker keine Ernährungsmängel verursacht*
- *Zucker keinen nachteiligen Effekt auf menschliches Verhalten hat*
- *Zucker keinen Diabetes verursacht*
- *Zucker nicht zu Herzerkrankungen oder Krebs führt*

Nutzen Sie die gute Nachricht.

Jetzt, wo Sie endlich die wahren Fakten über Zucker wissen, können Sie ihn mehr als je zuvor genießen.

Herausgeber dieser Anzeige:
Verband der Zuckerindustrie Washington

Die Wirtschaftliche Vereinigung Zucker in Bonn reagierte prompt und offerierte ähnliche Anzeigen mit dem Titel **Freispruch für den Zucker, Klarheit über Zucker** oder **Zucker, ein sicheres Lebensmittel u. a.** Nachdem bei diesen Anzeigen im Text aufgeführt wird, daß Zucker kein eigenständiger Risiko-Faktor ist, kein Übergewicht erzeugt, in keinem ursächlichen Verhältnis zur Erkrankung an Diabetes steht, nicht die Wirksamkeit von Vitaminen, Mineralien und Spurenelementen beeinträchtigt und lediglich einer der Faktoren ist, die Karies begünstigen (aber ein sauberer Zahn wird ja nicht krank!), kommt man zu dem Fazit: *Wir können also mit Beruhigung festellen: Auf den guten Geschmack mit Zucker brauchen wir nicht zu verzichten.*

Eine von der britischen Regierung in Auftrag gegebene Studie sprach den Zucker ebenfalls von allen Vorwürfen frei, nachdem der britische Ärzteverband 1986 die Bevölkerung unmißverständlich aufgefordert hatte, aus Gesundheitsgründen den Zuckerkonsum um die Hälfte zu reduzieren.

Kein Wunder, daß ob dieser Heiligsprechung der Präsident der Sugar Association, des Verbandes der amerikanischen Produzenten von Raffinadezucker, in Jubel ausbrach. In „Food

Chemical News" gab er seiner Freude mit den Worten Ausdruck: *„Wir erleben den Triumph einer wissenschaftlichen Argumentation über Mythos und Aberglauben. Der Bericht der FDA enthält gute Nachrichten und soll einen langen Weg in die Öffentlichkeit antreten, um populäre Fehlinformationen zu bekämpfen. Die Industrie wird* **in diesem Jahr** *(1986)* **vier Millionen Dollar für Werbung und PR** *zur Verfügung stellen, um die Konsumenten aufzuklären, daß Zucker ein sicheres Nahrungsmittel ist und damit es künftig den Anhängern der Falschinformationen schwer wird, ihre ungeprüften Diätempfehlungen und fragwürdigen Ernährungshilfen den Verbrauchern anzudienen."*

Was hat es nun mit dieser Studie auf sich, die eine Abteilung der US-Nahrungs- und Arzneimittelbehörde (FDA) ausdrücklich **nicht als offizielles Dokument** verstanden haben möchte? Letzteres mit gutem Grund, denn bei näherem Durchsehen entpuppt sich diese sogenannte „Studie" lediglich als eine gefällige Zusammenstellung aus 922 ausgesuchten Publikationen, die nach Durchsicht durch die „Experten" Walter H. Glinsmann, Hiltje Irausquin und Youngmee K. Park zum **Freispruch für den Zucker** führte.

Diese drei Autoren **meinen** lediglich: *„Die verfügbaren Daten stützen die Schlußfolgerung,* *wonach die Zuckerarten keine besondere Rolle bei der Ätiologie der Adipositas spielen.“*

Sie **meinen** lediglich: *„Es gibt keinen sicheren Beleg dafür, daß der Zuckerkonsum in der gegenwärtigen Höhe die Bioverfügbarkeit von Vitaminen, Mineralstoffen oder Spuren-Nährstoffen einschränkt, noch gibt es einen wissenschaftlichen Beleg für die Annahme, wonach Unausgewogenheiten in der Ernährung vorzugsweise durch erhöhten Zuckerkonsum hervorgerufen werden.“*

Sie **meinen** lediglich: *„Obwohl es Anhaltspunkte für die Existenz einer Teilmenge von ‚Kohlenhydrat-empfindlichen‘ Männern gibt, die eine Hyperlipoproteinämie und eine verstärkte Insulinreaktion auf orale Saccharosegaben aufweisen, konnte das Bestehen eines eindeutigen Risikos für diese Personengruppe durch Kohlenhydrat-Süßungsmittel nicht erwiesen werden.“*

Sie **meinen** weiterhin: *„Es bestehen zunehmende Bedenken bezüglich der Blutzuckerregulation aufgrund ihres Zusammenhangs mit dem Entstehen von Komplikationen beim Diabetes mellitus ... Das Gewicht der gegenwärtigen wissenschaftlichen Belege unterstützt die Ansicht, wonach das zur Zeit übliche Niveau des Verbrauchs an Zuckerarten einen relativ unbedeu-*

tenden Faktor bei der Behandlung des Diabetes mellitus darstellt.“

Und so **meint** man und zieht falsche Schlußfolgerungen getreu dem Motto, daß nicht sein kann, was nicht sein darf.

Als beruhigende Erkenntnis o. g. „Experten“ wird angeführt: *„Experimente mit Schweinen zeigten, daß diese Tiere weit höhere Zuckeranteile in der Nahrung tolerieren können als jene, die gegenwärtig von der US-Bevölkerung konsumiert werden. Hohe Zuckeranteile in der Nahrung hatten bei Schweinen keine nachteiligen Auswirkungen auf die Serum-Lipide und die Atherogenese.“*

War den Schreibern der makabre Vergleich bewußt? Verständlich, daß die FDA auf die Feststellung Wert legt, es handele sich bei dieser Studie nicht um ein offizielles Dokument.

Auffallend ist, daß die drei Experten bei ihrer Meinungsbildung nicht auf wissenschaftliche Arbeiten gestoßen sind, die in nachweislich exakten Experimenten den Zucker als Schadstoff entlarven. Die Namen Yudkin, Katase, Roos, Ziegler, Kollath, Cleave, Campbell u. a. m. wurden nicht erwähnt, ebensowenig zahlreiche klinische Untersuchungen.

So genau wollte man es offensichtlich gar nicht wissen, denn die FDA verlieh dem Zucker flugs den GRAS-Status (GRAS = Generally Recognized As Safe = allgemein als sicher anerkannt), eine Auszeichnung, die bisher nicht einmal dem vergleichsweise harmlosen Süßstoff zuteil wurde.

Ich schlage vor, künftig von einem AABA-Status zu sprechen = *A*llgemein *A*ls *B*luff *A*nerkannt, denn nach sorgfältiger Prüfung der Unterlagen kann der verantwortungsbewußte und wissenschaftlich geschulte Arzt nur zu dem Schluß kommen, daß die FDA-Studie und der GRAS-Status eine Schande für die Wissenschaft sind. Etwas Pseudowissenschaftlicheres gibt es kaum.

Handhabe für irreführende Aussagen

Diese Studie und der von der amerikanischen Regierung abgesegnete Status waren sofort Handhabe für weitere freche Falschaussagen der Zuckerindustrie. So inserierte Südzucker/Frankenzucker ganzseitig in einer der größten Frauenzeitschriften im deutschsprachigen Raum mit der Behauptung, die FDA habe „nach umfassenden wissenschaftlichen Untersuchungen festgestellt...". Aus dem Sugar Report, der Zusammenstellung von Positivaussagen und Meinungen, wurden nun schon „umfassende wissenschaftliche Untersuchungen", die beim unbefangenen Leser den Eindruck erwecken (sollen), als habe man erneut exakte Forschungen und – was besonders wichtig wäre – klinische Studien betrieben.

Noch mehr Sicherheit im Auftreten haben durch diese „FDA-Studie" auch verschiedene Hersteller von „Pausenverpflegung" erlangt. Sie versenden Rundschreiben an Schulen, mit denen die Lehrerschaft informiert wird. Kellogg's schreibt zum Beispiel:

„...daß Zucker nicht nur aus geschmacklichen und anderen sensorischen Gründen sehr erwünscht" ist... „Insbesondere sind Befürchtungen eines ursächlichen Zusammenhangs zwischen Zuckerkonsum und Krankheiten ... unbegründet..." kann man weiter in dieser Informationsschrift „Pausenfrühstück in Schulen" lesen und „Den Beweis, wie wichtig der Süß-Geschmack von Lebensmitteln besonders für Kinder ist, kann man sich verschaffen, wenn man einem Kind ein etwas zu saures, etwas zu salziges, etwas zu bitteres Lebensmittel oder ein geschmacksneutrales Lebensmittel zumutet und die Wirkungen vergleicht".

Abgesehen von anderen haarsträubenden Aussagen verweist Kellogg's für weitere Informationen auf das Kuratorium Schulverpflegung e. V. in Ottobrunn.

Anfragen an das Kuratorium nach den verantwortlichen Trägern und Initiatoren des Vereins wurden mir nicht beantwortet!

Mit dem Ziel „Mehr Sicherheit für Kinder im Straßenverkehr“ starteten die Deutsche Verkehrswacht und Kellogg's eine bundesweite „Partneraktion“. Eine Serie von 12 Packungsrückseiten der bei Kindern beliebten Frühstücksprodukte aus dem Hause Kellogg's thematisierte die Verkehrssicherheit am Beispiel typischer Situationen auf dem Schulweg und beim Spiel.

Hoffentlich empfindet jeder Leser, wie makaber es ist, „Sicherheit im Straßenverkehr“ als Werbung für zuckerhaltige Produkte zu mißbrauchen.

Ein umfassender redaktioneller Bericht in der HÖR ZU 11/87 demonstriert beispielhaft, wie die Zuckerindustrie als Wolf im Schafspelz auftritt. Als „Experte für Zucker“ nimmt Prof. Dr. Harald Förster, Direktor der Anästhesiologie, Klinikum Universität Frankfurt, zum Thema „Zucker – wie ernähre ich mich richtig?“ Stellung. Wahrheiten und Halbwahrheiten werden hier mit Falschaussagen bunt gemischt. Einer von 10 angeführten Punkten sei herausgegriffen:

„Mit Ausnahme von Karies ist Zucker an keiner Erkrankung ursächlich beteiligt. Fettsucht ist allein eine Folge von Überernährung, bei der Zuckerkrankheit (Diabetes) fehlt dem Körper Insulin – die Verwertung von Traubenzucker ist gestört. (Warum wohl, Herr Förster?)

Auch zwischen Zuckerkonsum und Arteriosklerose, Gallensteinen, Gicht, Allergien oder Kinderlähmung besteht kein Zusammenhang – entsprechende Behauptungen sind Unsinn."

Kindern wird die Menge von „maximal einen halben bis ein Liter Limonade pro Tag" von ihm angeraten. Welche Auswirkungen derartige Äußerungen haben, mag der Brief eines besorgten Vaters zeigen, der mir schrieb: „Mit Erfolg haben wir in der Familie seit 1 Jahr die Vollwertkost eingeführt. Nach dem Lesen des beiliegenden Artikels von Prof. Förster in der HÖR ZU wurden unsere Bemühungen bei unserem 10jährigen Sohn weitgehend zunichte gemacht. Er möchte nun täglich 1 l Cola trinken und meint, daß ja nicht einmal ein Professor etwas gegen die Menge einzuwenden habe. Was sollen wir Eltern – ohne Professorentitel – da noch ausrichten?"

Andere Leser teilten mit, sie hätten die Redaktion und den „Zuckerexperten" Förster wegen der Unverantwortlichkeit der Aussagen angeschrieben, jedoch keine Antwort erhalten.

Keine Antwort ist auch eine Antwort, handelt es sich doch bei Förster seit eh und je um einen Befürworter der Zuckerindustrie, der von Vertretern der Zuckerwirtschaft als „wissenschaftlicher" Kronzeuge zu Symposien geladen wird.

Es sei hier die Frage erlaubt, woher ein „Direktor der Anästhesiologie" seine Erfahrungen auf dem Ernährungsgebiet bezieht.

Mit Erstaunen konnten Rundfunkhörer im Frühjahr 1990 über den WDR zur besten Sendezeit (17–19 Uhr) einer Non-Stop-Werbesendung für Gummibärchen lauschen.

Gummibärchen enthalten:
Glucosesirup
Zucker
Gelatine
Traubenzucker
Säuerungsmittel
Zitronensäure
Stärke
natürliche und naturidentische Aromastoffe
Farbstoffe: E 104, E 110, E 124, E 132
Fett pflanzlich
Trennmittel: Bienenwachs

In Österreich warb der Gesundheitsminister für die Schluckimpfung 1988 landesweit gar mit den Worten **Süß□Alle Kinder naschen gern.**

Und Krankenkassenzeitschriften verkünden

ganzseitig **„Keine Gesundheitsgefährdung durch Zucker“.**

Prof. Pudel (DGE):

„Und Zucker macht doch nicht dick“ – Zucker, weiß er weiter, habe keinen Einfluß auf den Blutzuckerspiegel, er verursache auch keine Arteriosklerose. „Die Lust (auf Süßes) wird nur dann zu einem Problem, wenn man das Süße mit schlechtem Gewissen verspeist.“ (Pudel in FÜR SIE, 23. 9. 98). „Wenn man sich nur von Gummibärchen ernähren will – no problem.“ (Pudel anläßlich des International congress on Obesity in Paris, 1998).

Verantwortungslose Meldungen ähnlicher Art gehen durch die gesamte Presse – teilweise verpackt in ärztliche Ratschläge –, die selbst dem Diabetiker eine „Liberalisierung der Diabetesdiät“ empfehlen, d. h. der tägliche Verzehr von Zucker wird erlaubt und als akzeptabel dargestellt.

Weitere Kostproben aus Presse-Schlagzeilen:

„Desserts der letzte Schrei, Zucker-Angst ist passé. *Die Welt schwelgt im Süßen. Schokolade, Pralinen, Torten, Desserts: Der Trend ist eindeutig ... die gesundheitsbewußten Amerikaner haben auf neue wissenschaftliche Erkenntnisse vertrauend ihre Zucker-Angst und die damit verbundenen Anti-Kohlenhydrat-*

Diäten aufgegeben. Parties unter der New Yorker Schickeria gegenwärtig der letzte Schrei. Auch die Deutschen liegen voll im Trend.“
„Erwachsene brauchen etwa 200 Gramm Zucker pro Tag. Süße Energie für das Gehirn.“
(Hamburger Abendblatt, Juli 1988)

oder

„Kaum zu glauben: Zucker macht nicht mehr dick! Wunderbar: Kinder dürfen künftig sorglos naschen.“

oder

„Zucker ist kein Vitaminräuber“, meldet die CMA (= Vertreter der Zuckerindustrie) in der Dill-Zeitung am 19. 9. 1998.

oder

„Zucker stoppt Metastasen“ –
zu lesen in einem Magazin für Leben und Gesundheit. Hier ist die Grenze, wo die Zucker-Empfehlung ins Verbrecherische geht, zumal es bei jedem Krebskranken einwandfrei nachweisbar ist, daß es kein sichereres Mittel zum Wachstum von Metastasen gibt als isolierten Zucker. Bei strikter Vermeidung von Fabrikzucker ist signifikant zu beobachten, daß die Ausbreitung und das Wachstum von Metastasen zu verlangsamen oder sogar bis zum Stillstand zu bringen ist. Prof. Dr. med. Leupold wies schon vor Jahren darauf hin, daß der Zucker eine zentrale

Rolle in der Entstehung und dem Verlauf der Krebskrankheit spielt.

Fördert Zucker Brustkrebs?
Der hohe Zucker- und Süßigkeitenkonsum in den Industrienationen wird von britischen Wissenschaftlern neuerdings verdächtigt, ein nahrungsbedingter Mitverursacher von Brustkrebs zu sein. Die Brustkrebshäufigkeit – die Schweiz steht neben Kanada hinter Großbritannien, Holland, Irland und Dänemark damit an fünfter Stelle – korreliert verblüffend mit dem jeweiligen jährlichen Zuckerkonsum pro Kopf der Bevölkerung. Als Bindeglied zwischen dem Brustkrebs und dem Zucker sehen sie das Hormon Insulin aus der Bauchspeicheldrüse, das sozusagen den durch die Nahrung aufgenommenen Zucker an die verschiedenen Organe „verteilt". Dabei werden Organe wie das Hirn, die ohne Zucker nicht funktionieren können, bevorzugt, für andere Organe wie die weibliche Brust dagegen bleibt nur in Luxuszeiten oder beim Stillen etwas übrig. Fließt der Zucker dann nicht in die Milchproduktion, so steht er für Zell- und auch Krebszellwachstum zur Verfügung. Zucker scheint demnach ein milder krebserzeugender Faktor zu sein. Übrigens stellt Übergewicht auch für andere Krebsarten einen Risikofaktor dar (New Scientist, Bd. 97, S. 648).

Selbst die Kirche widerstand dem süßen Verführer nicht. Mit Bibelsprüchen versehene Zuckertütchen sollten Besucher locken. So konnte man denn lesen:

„Zucker ist für Speisen gut, Gottes Wort gibt Lebensmut."

Sind die Kirchen dadurch nun voller geworden?

„Süße Limo gegen Hitzschlag." Statt Wasser sollten Kinder besonders viel süße Limonade, Cola oder ähnliches trinken, berichtet die Illustrierte Quick Nr. 24 v. 7. 6. 84 in der Rubrik Gesundheit.

Nur diese wenigen Beispiele zeigen, daß die FDA-Studie, später der sogenannte GRAS-Status, einen Freibrief auf allen süßen Ebenen darstellen.

Der Zucker soll TV lieben lernen

berichtete „Werben und Verkaufen" im April 1990: „Während die neue Gemeinschaftswerbung für den Zucker gerade in Print und Funk startet, überlegen sich die **Verantwortlichen** schon einen ganz neuen Auftritt im TV."

„Die Verantwortlichen" sind die Wirtschaftsvereinigung Zucker e. V. Bonn, ein Zusammenschluß von 35 Verbänden und Unternehmen, vom Rübenbauer bis zum Markenanbieter. Deren neuer Werbechef heißt Dr. Jürgen

Berghäuser, der zum Ressort Wissenschaft in diesem Jahr den Bereich Öffentlichkeitsarbeit übernommen hat.

Für die TV-Auftritte reicht der bisherige Werbeetat von gut 2 Millionen Mark nicht mehr aus. Berghäuser braucht 4 Millionen. „Die Fachgremien haben schon zugestimmt." Berghäuser, der in bisherigen PR-Artikeln oft den Eindruck des medizinischen Wissenschaftlers erweckt, hat erkannt: „Zucker lebt stark von Emotionen, und die lassen sich besser im Fernsehen veranschaulichen."

Wenn man weiß, daß bereits Vorschulkinder 2 bis 3 Stunden täglich vor dem Fernsehapparat verbringen, kann man sich die Wirkung der Berghäuserschen Werbepläne auf den Zucker- und Süßwarenumsatz ausmalen, denn „Die Glotze als Früherziehung" ist eine schockierende Tatsache. Es handelt sich also nicht um „Verantwortliche", sondern um unverantwortliche Absatzstrategien der Zucker-Marktwirtschaft.

Widerspruch

Die Werbekampagnen pro Zucker haben jedoch auch Widerspruch provoziert. Folgende Stimmen zum Zucker-Report wurden unmittelbar laut:

Prof. Jean Meyer, Präsident der Tufts Universität, Ernährungswissenschaftler:

„Nur weil jemand des Mordes freigesprochen wurde, bedeutet das noch lange nicht, daß es sich dabei um einen netten Menschen handelt."

Mark Hegstedt, ehemaliger Leiter der Abteilung für menschliche Ernährung im US-Landwirtschaftsministerium, meinte, die Untersuchungen der 922 Publikationen sei wohl korrekt durchgeführt, jedoch die daraus abgeleiteten Erkenntnisse seien falsch: „... es scheint, daß dieser Report von der Zuckerindustrie zum Nachteil der amerikanischen Öffentlichkeit ausgebeutet wird ..."

Michael Jacobson, geschäftsführender Direktor des „Zentrums für Wissenschaft im öffentlichen Interesse" (CSPI), erklärte, die FDA habe der Zuckerindustrie die Hand gereicht, um den Zuckerkonsum hochzujagen, den Produzenten von inhaltsloser Nahrung zuzuarbeiten und die Erkenntisse sämtlicher Ernährungswissenschaftler zu unterlaufen, die festgestellt hätten, daß Zucker nichts anderes bewirke, als der Nahrung überflüssige leere Kalorien aufzuladen.

Ein bekannter amerikanischer Autor schreibt

über die FDA: „Die FDA verbringt die meiste Zeit damit, als inoffizieller Stimmungsmacher für die Nahrungsindustrie zu handeln und macht uns glauben, daß die amerikanische Kost, was immer das auch sein mag, die beste in der Geschichte der Welt sei."

FDA nimmt Forschungsergebnisse nicht zur Kenntnis

Diese spontanen Äußerungen werden weltweit untermauert von mehreren hundert Aussagen und wissenschaftlichen Forschungsergebnissen, die die FDA einfach nicht zur Kenntnis nimmt. An dieser Stelle seien nur einige wenige herausgegriffen:

Heaton, K. W.: The sweet read to gallstones. Br. Med. J. 288, 1103–1104, 1984

Jaernerot, G., Jaernomark, I., Nilsson, K.: Consumption of refined sugar by patients with Crohns desease, ulcerative colitis or irritable bowl syndrome. Scand. J. Gaströnterol. 18, 999–1002, 1983

Amerikanischer Landwirtschaftsminister gibt Zuckerschäden im Tierversuch bekannt. VWD-Zuckerdienst vom 27. 8. 81 und Ph. Otho E. Michaelis in „Nutrition and Metabolisme" 1977 „Spezifität der Auswirkungen von Disacchariden auf Ratten"

Heidelberg-Wiesloch-Studie „Prophylaxe der Herz-Kreislaufkrankheiten." Ergebnisse der Heidelberg-Wiesloch-Studie, Verlag Paul Haupt, Stuttgart/Bern

British Journal of Urology (S. 575–577/82) publiziert klinische Untersuchung am Universitätskrankenhaus von Manchester über Zucker als Risikofaktor bei Nierensteinbildung und seine besondere Rolle bei Entstehung der Hyperkalziurie.

Lipid Research Clinics Coronary Primary Prevention Trial, 1984, bestätigt Lipidtheorie bei Herzinfarkt in einer Studie mit 440000 Personen, also Notwendigkeit der Minderung der gesamten Energiezufuhr, vor allem der leeren Kalorien. **Konsequenzen zog daraus das National Institut of Health der USA.**

Alle diese Quellen – weitere s. Seite 319–331 – sind der FDA unbekannt?

Nachdem die FDA 1969 den Süßstoff Cyclamat verboten hatte, verkündete der Rechtsanwalt der Sugar Association, Thomas G. Corcoran, am 31.12.1969 laut „New York Times": „Wir (die Anwaltssocietät) als Vertreter der Zuckerindustrie haben Ley (damaliger Präsident der FDA)

gezwungen, die Cyclamate aus dem Verkehr zu ziehen."

Das legt die Frage nahe, wem wohl nun der jetzige **Freispruch für den Zucker,** der sogenannte GRAS-Status, zu verdanken ist.

Die Zuckerlobby ist eine Weltmacht. Sie beherrscht Presse und Medien. Welche Zeitschrift kann es sich leisten, unter dem Druck der Industrie objektive Informationen zu verbreiten, das heißt, eine Anzeigensperre in Kauf zu nehmen? Lieber büßt sie ihre Freiheit ein, inseriert und veröffentlicht im redaktionellen Teil umfangreiche Texte – zum Beispiel vom Direktor der FDA –, die wiederum eine Werbung und einen Freispruch für den Zucker bedeuten.

Wie soll der unbefangene Leser, Fernsehkonsument und Verbraucher zu einer objektiven Auffassung über den Schadstoff Zucker gelangen, wenn der Deutsche Werberat derartige Anzeigen und Aussagen nicht beanstandet? Ein Beschwerdeführer wandte sich deshalb an den Werberat. Dort war man jedoch der Meinung, daß die Aussage, Zucker sei ein unentbehrliches Grundnahrungsmittel, nicht widerlegt werden könne. Es sei zwar nicht zu bezweifeln, daß der Verzehr von Süßwaren, verbunden mit ungenügender Mundhygiene, zum Entstehen von Zahnkaries beitragen kann. Dem Verzehr von Zucker und Süßwaren und den hiermit verbundenen Problemen, auch dem Entstehen von Übergewicht, müsse durch eine sachgerechte Aufklärung der Bevölkerung über den Umgang mit diesem Lebensmittel entgegengewirkt werden.

An diesen Ausführungen erkennt man, daß der Deutsche Werberat ein Rat für Werbung ist.

Interessenvertretung:
DROGE ZUCKER?
250 000,– sfr pro Jahr Laufzeit, steuerfrei und Autoren-Honorare nach dem Ermessen der Autoren für produktfreundliche Veröffentlichungen waren gewissen Interesssenten eine Vereinbarung über gegenseitig abgestimmte Gesundheitsaufklärung mit zahnärztlichen Körperschaften wert. Das besagen vorliegende Berichte:
Die KZV-Nordrhein (KZV = Kassenzahnärztliche Vereinigung) schloß unter Vorsitz von Dr. Osing eine Vereinbarung mit der Wirtschaftlichen Vereinigung Zucker über abgestimmte Gesundheitsaufklärung.
Osing (Zahnarzt) sagt, das sei ein Vergleich zur Beendigung eines Rechtsstreites. Nur: Mit der Wirtschaftlichen Vereinigung Zucker hatte die KZV keinen Rechtsstreit. Nur mit der Zuckerfabrik Brühl. Der schmeckte nicht, daß die KZV-Nordrhein Zukker als Droge bezeichnet hat.
Eine ganze Tafel Schokolade nach dem Essen, dann Zähneputzen, empfahl Dr. Jochum, Presse-Referent des Vorstandes der KZV-Nordrhein. Im Rundfunk.

Und Osing sagte, auch im Rundfunk, Fluoride seien ungefährlich! Die Frage, ob, und falls ja, wer Geld für die Vereinbarung und die Rundfunk-Werbung erhalten hat, beschäftigt seit längerem die Staatsanwaltschaft.

medical news

„Längst hängen die Industrieunternehmen am Zukker wie **Fixer an der Nadel“**, *heißt es in einem SPIEGEL-Artikel (10/86) zur Kulturgeschichte des Zuckers.*

Nach Untersuchungsergebnissen der Universität Bristol verbrauchen am **Darmkrebs erkrankte Personen** *durchschnittlich 41% mehr Zucker als möglicherweise von der Bevölkerung konsumiert werden. Der häufige Verzehr von Kuchen und Keksen gehörte zu den Eßgewohnheiten der Kranken.*

WELT AM SONNTAG 16.3.86

Man vergegenwärtige sich, daß bei Einführung der Lebensmittelkarten für Diabetiker am 1.12.1941 lediglich 0,1% der Bevölkerung um deren Zuteilung nachsuchten.

süss aktuell 2/86

Zielgruppen:

Schwangere, Säuglinge, Kleinkinder, Kinder, Jugendliche, Hausfrauen, Berufstätige, Sportler, Männer, Kranke, Sterbende, Dritte Welt.

Liebe Leserin, lieber Leser,
merken Sie, welches engmaschige Netz Zucker- und Süßwarenindustrie geflochten haben und auswerfen? Es entgeht kaum jemand diesem geplanten Fang.

Sie meinen, Sie passen auf?

Wußten Sie, daß Fabrikzucker in Wurstwaren, Käse, Senf, Konserven (Rollmöpse und andere Fischkonserven, Wurst- und Fleischkonserven, Gemüse- und Obstkonserven usw.), diversen Fertiggerichten und Pasteten, Kaviar und sogar Zigaretten, Zigarren, Schnupftabak u. a. m. enthalten ist?

Wußten Sie, daß eine 800 g-Dose eines Instantgetränks mit Kakaogeschmack mengenmäßig rund 190 Stücke Würfelzucker enthält?

Wußten Sie, daß bei der Analyse, die auf Nahrungsmittelverpackungen gedruckt ist, der Stoff, der an erster Stelle steht, den größten Anteil im Produkt ausmacht? Achten Sie mal darauf, wie oft Fabrikzuckerarten aufgeführt sind!

Doch auch hier wenden die Hersteller Tricks an und sorgen für Irreführung des Verbrauchers. Man spaltet den Zucker auf. Obwohl Zucker insgesamt den größten Anteil am Produkt ausmacht, rückt man ihn dadurch auf die hinteren Plätze. Die Inhalte eines sogenannten Müsliriegels werden beispielsweise trickreich so deklariert: *Haferflocken, Haselnüsse, Reis, Cornflakes, Fett, Fructose, Zucker, Dextrose, Maltose, Glucosesirup, Honig, Glycerin, Rosinen, Apfelstücke, Salz, Lecithin, Aromastoffe, Vitamine.*

Der Käufer liest Haferflocken, Haselnüsse ... und verbindet damit die Assoziation „gesund". Der Produzent hat erreicht, was er wollte.

Oft wird statt Zucker der Begriff Saccharose verwendet, weil man annimmt, daß der Laie nicht weiß, daß es sich um gewöhnlichen Haushaltszucker handelt.

Wußten Sie, daß die Bezeichnung „mit Honig" oder „mit Honig gesüßt" noch nicht aussagt, daß das Produkt frei von Fabrikzucker ist?

Wußten Sie, daß Babykost mit der Deklaration „ohne Zuckerzusatz" durchaus Fabrikzucker enthalten kann? Neue enzymatische Verfahren ermöglichen die „Zuckerproduktion im Produkt". Die Zusage „ohne Zuckerzusatz“ stimmt also und verschweigt dennoch die Wahrheit.

Einige von vielen Fragen, die Sie vermutlich nicht alle mit ja beantworten konnten, denn Möglichkeiten, den Verbraucher im „guten Glauben“ zu lassen, gibt es viele.

Der noch zu erobernde Markt sind „Schwellenländer“ – **die Dritte Welt.** Nestlé hat mit seinen aggressiven Werbepraktiken für seine Muttermilchersatzpräparate den Tod unzähliger Säuglinge in Drittländern zu verantworten. Diese Schuld ist auch nicht aus der Welt zu schaffen durch den sogenannten WHO-Kodex, dessen Einhaltung sehr anzuzweifeln ist. Ausführlich wurde mehrmals darüber in der von mir redigierten Zeitschrift DER GESUNDHEITSBERATER (emu-Verlag) berichtet. Der interessierte Leser kann die Ausführungen gern beim Verlag anfordern.

In Österreich geht die „Hilfsbereitschaft“ der Zuckerindustrie so weit, daß Dritte-Welt-Aktionen folgendermaßen unterstützt werden: In einer „Hilfs-Aktion“, die von einem Mediziner befürwortet wird, ruft man gemeinsam mit der Zukkerindustrie SUGANA die Bevölkerung auf, um die Kinder- und Säuglingssterblichkeit in der 3. Welt, deren *Ursache* man im dort auftretenden Durchfall sieht, zu bekämpfen. Als Lösung des

Problems wird empfohlen *„1 Löffel Zucker, 1 Prise Salz, 1 Liter Wasser = Die Munition für den Kampf gegen den Baby-Killer Nummer 1"*.

Den Umweltschutz hat man dabei nicht vergessen. Der Werbeaktion ist die Zucker-Salz-Mischung in einem „umweltfreundlichen Polyäthylenbeutel" beigelegt.

Die Mütter der Dritten Welt wissen nun, daß Zucker ein Stoff ist, der sogar das Leben ihres Kindes retten kann. Originaltext dieser Sammelaktion: „In Bangladesch und im Sudan hat Care Aufklärungskampagnen gestartet – um Mutter für Mutter klarzumachen: Du kannst, ganz leicht, das Leben Deines Kindes retten."

Für den unbefangenen (unkritischen) Leser klingt alles nach guter Tat – und er spendet. Zum anderen prägt auch ihm sich ein, daß Zucker sogar als heilsames Medikament wirkt. Somit ist der Selbstzweck der Zuckerindustrie erfüllt.

Den Werbestrategen ist jedes Mittel recht, um neue Märkte zu erobern. Man weiß um die Wirkung der Aussagen, wenn das Gefühlsleben angesprochen wird. In diesem Fall: Hilfe – Nächstenliebe (Glaube – Himmelreich).

Bereits Mitte der 80er Jahre stellten amerikanische Mediziner Überlegungen an, ob es nicht sinnvoll wäre, Fabrikzucker in der Dritten Welt einzusetzen. „Eine Zuckerportion im Wert von nur 20 Pfennig ... liefere einen Nährwert von 500 Kalorien – genug, um einen Hungernden etwa in Südasien für einen Tag bei Kräften zu halten. Eventuelle Zahnschäden ... könnten dabei getrost in Kauf genommen werden." (DER SPIEGEL 10/86).

Dieses Buch soll dazu beitragen, Ihnen den Glauben an das Gute – zumindest in bezug auf die Produkte der Nahrungsmittelindustrie – abzugewöhnen.

Mit den falschen Ernährungsempfehlungen bei *Schwangeren* beginnt das Dilemma und nimmt seinen Fortgang beim *Neugeborenen und Kleinkind.* Die Werbepackungen für Wöchnerinnen zielen auf das Verabreichen von Fertignahrung.

Die Einflußnahme auf die Ernährung des Säuglings und Kleinkindes erfolgt bereits während der Schwangerschaft. Sogenannte Institute für Kinderernährung geben gezielt fabriknahrungsmittelfreundliche Empfehlungen. Der „Informationskreis Sichere Kinderernähung" ISK sitzt beispielsweise in Frankfurt in guter Nachbarschaft des IME (Informationskreis Mundhygiene und Ernährungsverhalten – einer PR-Agentur der Zuckerindustrie, die die Fluoridierungsmaßnahmen forciert). Der ISK rühmt sich, „qualitativ zu informieren, und zwar auf der

Basis wissenschaftlicher Erkenntnisse und Erfahrungen aus der Praxis". Diese qualitativen Informationen sehen dann so aus, daß man in einschlägigen Zeitschriften „Babykost aus dem Glas" und Fertigbreie empfiehlt, weil nur sie „eine zuverlässige, überwachte Qualität der Rohstoffe garantiert". Befragt nach der „Zusammensetzung des ISK" gibt man dort unverhohlen zu, daß Kindernahrungshersteller diesen Informationskreis finanzieren.

Sind ihnen noch die Meldungen in Erinnerung, die 1988 durch die Presse gingen: „Muttermilch verursacht Karies"? Welche Ratschläge wurden damit verknüpft? Wenn überhaupt, dann „nicht zu lange stillen", da angeblich spätestens mit dem Durchbruch der Zähne die Muttermilch die Zahnsubstanz schädigt.

Die Verfasser derartiger Meldungen scheinen darauf zu bauen, daß die jetzigen jungen Mütter gar nicht mehr wissen, daß unsere Eltern und Vorfahren meistens bis zum 1. Lebensjahr und länger gestillt wurden. Deren Gebisse waren noch tadellos!

Die millionenfach gelesene BILD AM SONNTAG weiß denn auch: „**Babys sollen schlemmen.** Kinder brauchen Fett und Zucker. Babys, die unmittelbar nach dem Abstillen auf sogenannte Vollwertkost umgestellt wurden, bekamen schwere Körperschäden.“ Den Beweis für diese ungeheuerliche Behauptung blieb der Verfasser schuldig.

Welche finanziellen Verluste Stillen und selbstgefertigte Kleinkindkost für Nahrungsmittelhersteller bedeuten, wird deutlich, wenn man sich die riesige Angebotspalette für diese **Zielgruppe Säuglinge/Kleinkinder** in Supermärkten anschaut. Der Zuckeranteil in diesen Nahrungsmitteln ist beachtlich und beginnt schon mit der sogenannten adaptierten Milch – der Flaschennahrung.

Die möglichst frühzeitige hochkalorische Oralernährung des Säuglings, besonders des Frühgeborenen, wird forciert. Glucoselösung (Traubenzucker!) kommt immer mehr in Mode, oft ohne begründeten Anlaß. Wenn die Mutter Diabetikerin ist, scheint dies in manchen Kliniken ausreichender Grund, den Säugling parenteral (über Tropf) mit Traubenzuckerlösung zu ernähren. Sieht das Neugeborene ein bißchen gelblich aus, gibt man oftmals **vorsorglich** – trotz Trinkfreudigkeit an der Mutterbrust – Glucoselösung.

Glucoseinfusionen sind heute in Krankenhäusern *der Rettungsanker* und selbst nach kleineren operativen Eingriffen die Regel. *Pflegefälle, Sterbende* werden buchstäblich bis zum letzten

Atemzug mit Glucose-Infusionen und zuckerreicher Sondennahrung „versorgt". Oftmals gegen den Willen der Angehörigen. Daß es sich bei letzterem um Körperverletzung handelt, sei nur nebenbei erwähnt.

Die Programmierung auf die Geschmacksrichtung „süß" beginnt also bereits in den Windeln. Sie ist dem heranwachsenden Kind und Jugendlichen schwer abzugewöhnen.

Der Gießener Professor Dr. Willi-Eckhard Wetzel, Facharzt für Kinderzahnheilkunde, hat erklärt, daß in den vergangenen Jahren in der Bundesrepublik und in West-Berlin über 100000 Kinder an schwerer Karies bis zur völligen Gebißzerstörung erkrankt seien. Flächendeckend wurde von den Herstellern auf irreführende Weise für gesüßte Kindertees geworben. Die Fertigtees enthielten teilweise 96% Saccharose. Wieviele Mütter wissen, daß es sich dabei um gewöhnlichen Zucker handelt?

Die Tees wurden als „wohltuend und bekömmlich" für „gesunde und zufriedene Kinder" und als Hilfe für eine „ungestörte Nachtruhe" angepriesen. Bei den als „Baby-Bottle-Syndrom" bezeichneten Zahnschäden dürfte nach Schätzungen von Prof. Wetzel mit Behandlungskosten und Folgekosten in Höhe von ein bis drei Millionen DM zu rechnen sein. In Einzelfällen kostete die Behandlung eines Kindes bis zu 30 000,– DM.

In Prozessen, die z. B. gegen den Hersteller Milupa angestrengt wurden, ging es denn zumindest in einem Fall lt. vorliegendem PR-Artikel nicht mehr nur um die Zahnschäden eines 7jährigen Kindes durch gesüßten Fencheltee, sondern auch um das erhebliche Übergewicht, das durch Milumil entstanden sein soll, da die Mutter nicht stillen konnte. Nach Aussagen einer als Zeugin benannten wissenschaftlichen Mitarbeiterin von Milupa wurde hausintern deutlich vor der Kalorienbombe Milumil mit dem Slogan „Milumil macht dicke Kinder“ gewarnt. Dies dürfte nicht von der Hand zu weisen sein, denn jahrzehntelange Beobachtungen in meiner ärztlichen Praxis machen deutlich, daß nichtgestillte Kinder, die mit Milchpräparaten ernährt wurden, eher zu Übergewicht neigen. Bei gestillten und später vollwertig ernährten Kindern tritt kein Übergewicht auf.

„Süße Kinder“ sind in der Regel spätere süße Erwachsene. Das weiß die Werbung. So werden denn auch die verlockenden Naschereien als sogenannte „Kassenfallen“ mit Vorliebe in Kindergreifhöhe in den Einkaufszentren parat gehalten. Werbepsychologen kennen Kinder- und Erwachsenenseelen genau. Wer will sein quengelndes Kind in Gegenwart anderer (neugieriger) Erwachsener erziehen? Da gibt Mutter/Vater lieber nach, hat seine Ruhe und das Kind die ersehnten Lutscher, Bonbons, Gummibärchen usw.

Süßwarenautomaten enthalten außer diversen Kaugummisorten auch Gummibärchen, Brausepulver, Brausestangen, Katjes, Bonbons und Mini-Spielzeug. Hunger auf Süßes wird also oftmals nicht mit dem ersten Geldeinwurf befriedigt, weil als „Überraschung" ein beliebtes Billigspielzeug herauskommt. Also folgt der 2. Einwurf, oftmals der 3., 4. und 5., denn Geld besitzen schon die Kleinsten, die groß genug sind, um an die Automaten heranzureichen. Deshalb hängen diese oft auch in niedrigster Höhe.

Diese Automaten, die in der Nähe von Bushaltestellen, Kiosken, Schulen, Kindergärten, aber auch in Wohnstraßen zu finden sind, stehen oft in Gesellschaft von Zigarettenautomaten. Süßes als Droge neben der Droge Nikotin. Für Kinder eine Kombination, die sich einprägt. Beides gehört – nach Kinderlogik – zum normalen Alltag. Und diese raffinierte Taktik ist geplant.

Kinder und Eltern atmen auf, wenn sie in einem redaktionell aufgemachten Zeitungsartikel lesen „Mit Zucker bessere Noten". Mit pseudowissenschaftlichen Argumenten wird hier auf den notwendigen Verzehr von Zucker hingewiesen. Wahre und unwahre Behauptungen ergeben ein fragwürdiges Gemisch, das der Laie nicht als verkappte Werbung erkennen kann. Seit jeher war die Zuckerwirtschaft bemüht, eine sachliche Aufklärung über die Gefahren des üblichen Zuckerkonsums zu verhindern. Durch ausgeklügelte, einträufelnde Werbung preist sie in allen Variationen ihre Präparate verharmlosend an, so daß ihr besonders Kinder erliegen. Die Politiker der meisten Parteien sowie die Gesundheitsbehörden und zahlreiche Wissenschaftler (besser Wirtschaftler) ducken hier vor einer Wirtschaftslobby und deren Verbänden.

Die Internationale Süßwarenmesse in Köln meldet neue Rekorde

Der Besucherrekord von 1988 brachte 22500 Fachinteressenten aus 80 Ländern.
Die Süßwarenwirtschaft der BRD konnte ihre Produktion 1987 auf **12,8 Millionen t** im Wert von **13,5 Milliarden DM** steigern.
Abgesehen vom üblichen Verkauf in Einzelhandelsgeschäften und Supermärkten trugen 16000 Kioske und 20000 Tankstellen zum süßen Erfolg bei.
Suchard gilt als Marktführer und rechnet mit weiterem Wachstum.
Ferrero hatte 1985 einen Jahresumsatz von **795 Millionen DM** mit Ferrero-Küßchen, Hanuta, Du-

plo, Nutella, Kinder-Schokolade, Yogurette, Kinder-Überraschung, Kinder-Milch-Schnitte, Kinder-Riegel.

„Seine deutsche Verwaltungszentrale residiert bekanntlich in einem Frankfurter Hochhaus, welches der Landeszahnärztekammer Hessen gehört und das sie mit den Geldern der Zahnärztlichen Rentenversorgung extra für die expansiven Bedürfnisse dieses süßen Riesen ausgebaut hat.

Weil nur die ungenauen Zahlen des Handels vorliegen und Ferrero selbst seine Zahlen so sorgfältig unter Verschluß hält, ernannte die bekannte Lebensmittel-Journalistin Heidi Dürr das Frankfurter Ferrero-Haus unlängst zum **Süßwaren-Kreml** (LZ 24. 1. 86). Welch ein Ambiente für unsere Hessische Zahnärzteversorgung!"

(der artikulator 21/1987)

Hemmungslos werden traditionelle Verzehrsgewohnheiten durch brutale Werbung verdrängt. Ferrero machte selbst vor Schulkinds Pausenbrot nicht halt und warb 1986 für die klebrige, pappige Milchschnitte ganz ungeniert „Das Pausenbrot – extra für Kinder gemacht". Dagegen wehrten sich jedoch Verbraucherzentralen, Zahnärzte und Die Grünen. Wo blieb auch in diesem Fall das Gesundheitsministerium, Der Werberat oder die über die Verzehrsgewohnheiten der Deutschen wachende DGE (Deutsche Gesellschaft für Ernährung)? Prof. Kollath schlug einmal vor, man solle die DGE in DGF =

Deutsche Gesellschaft für Fehlernährung umbenennen.

Einem steuerbringenden Umsatzmulti spuckt man nicht in die süße Suppe, auch nicht, wenn Krankheiten gekocht werden.

Ähnlich wie die Zigarettenwerbung, die es versteht, die ewig attraktiven, lässigen Jugendlichen und sportlichen, markigen Männer sowie business-Frauen mit Glimmstengel idolhaft darzustellen, werben Süßwarenhersteller.

Jugendliche erfahren z. B. von Mars „Wer ist unheimlich stark? ... Mars macht mobil bei Arbeit, Sport und Spiel ...“

Langnese-Iglo zeigt flotte Teenager, die gerade ihr „Jonny-Eis“ lutschen ... „knusprig, knackig, eisgeladen ...“

Hausfrauen *sind auch eine beliebte Zielgruppe,* denn „Liebe geht durch den Magen“. Demnach ist Oetkers Kuchen „Macrona. Mit Liebe“ gewürzt.

„Meine Marmelade“ vermittelt Produktionsstolz. Die Norddeutsche Zucker GmbH Uelzen weiß das und verteilt deshalb kostenlos in Millionenhöhe einen aufwendigen Prospekt „Rezepte und Tips für die Früchtezeit”.

Auch die CMA Bonn brachte in einer großen Frauenzeitschrift eine umfangreiche Extrabeilage mit süßen Rezepten rund ums Jahr.

Gesundheit, Kraft, Sportlichkeit, Schwung, Mutterliebe, Religion, Glaube, Kirche, Süßes und Sex – erfolgversprechende Möglichkeiten, die der süße Werbemarkt eng mit seinen Produkten verknüpft.

„Wer kann dazu schon nein sagen?" ... in diesem Fall zu Mon Chéri. So findet denn auch der Schauspieler Paul Hubschmid sich bereit zu sagen „... ich finde es grotesk, daß man es immer nur Frauen schenkt ..." Auf die Frage „Naschen Sie gern?" weiß er gar: „Sie erraten meine geheimsten Gelüste. Halten Sie Naschen etwa für unmännlich?"

Aus Platzgründen muß das Thema **Zielgruppen** hier leider abgeschlossen werden.

Säuglinge, Kinder, Jugendliche, Frauen, Männer, Kranke – alle hat die „süße Welle" voll im Griff. Was bleibt zu tun?

Eltern sollten ihr Kind von Anfang an stillen, vollwertig ernähren und ihm ausreichend Zeit und liebevolle Zuwendung widmen. Um zufriedene Kinder zu haben, reicht die gekaufte „süße Zuwendung" oder Schenklust (oftmals nur Kauffrust) nicht aus.

1980 ergab eine Befragung von rund 25 000 Schulkindern durch die Vereinigung Getreide-, Markt- und Ernährungsforschung Bonn in Zusammenarbeit mit der Freien Universität Berlin, daß 90% aller Kinder statt Geld, von dem sie sich selbst etwas kaufen müssen, lieber ein Pausenbrot von daheim mitnehmen würden. Dies gelänge um so besser, je früher ein Kind Freude am natürlichen Geschmack von echten Lebensmitteln (also naturbelassene Früchte, Nüsse, Gemüse, Vollgetreide u. ä.) kennenlernt anstelle von Fabrikprodukten. Ist es erst über Jahre konsumprogrammiert, fällt die Umstellung um so schwerer.

Tiere werden oft sorgsamer als Kinder aufgezogen. Das macht folgendes Beispiel deutlich: Das Verfüttern von Zuckerstückchen und Süßigkeiten ist in zoologischen Gärten meistens verboten, weil Tiere dadurch krank werden können. Auch Todesfälle sind schon vorgekommen. Fabrikzucker verändert die Darmflora. Es siedeln sich Krankheitserreger an. Am Bärengraben in Bern (Schweiz) stehen deshalb Warnschilder mit Totenköpfen und dem viersprachigen Aufdruck **kein Zucker, pas de sucre, no sugar, non zucchero.** Daneben ist abgebildet, was erlaubt ist: Möhren, Äpfel, Birnen, Vollkornbrot.

Sollten uns unsere Kinder etwa weniger wertvoll geworden sein?

Teil II
Chemische Daten
Klinische Bilder

Mit der physiologischen Auswirkung des isolierten Zuckers hat sich der Schweizer Arzt Dr. Eugen Ziegler über Jahrzehnte intensiv beschäftigt. Bekannt wurde er u. a. auch durch seine Arbeiten über den Zusammenhang zwischen Wachstums-Akzeleration bei Jugendlichen und Zuckerkonsum. Hier seine Ausführungen:

Psychische und physiologische Auswirkungen des übermäßigen Zuckerkonsums

Von Eugen Ziegler

„Zucker" (Saccharose) wirkt durch seine intensive Anregung der Insulinausschüttung als Reizstoff. So greift er in die neurohormonelle Regulierung des Glukose-Stoffwechsels ein. Der übermäßige Zuckerkonsum führt unter anderem zur Dysregulation jener Teile des Zwischenhirns, die als „Drehscheibe" des psychosomatischen Geschehens fungieren. Auch dürfte er für die Wachstums-Akzeleration bei Jugendlichen verantwortlich sein.

Die Entwicklung des Zuckerkonsums

Kein Nahrungsmittel hat im Laufe der letzten zwei Jahrhunderte ein derart rasantes *quantitatives Wachstum* gekannt wie der Zucker. Die weltweite Jahresproduktion, die um 1800 knapp eine Viertelmillion Tonnen betrug, war bis 1900 auf das Vierzigfache angestiegen; heute liegt sie bei 92 Millionen Tonnen. Parallel dazu schnellte der jährliche Pro-Kopf-Verbrauch in den Industrieländern in die Höhe. In der *Schweiz* betrug er 1840 erst 3,9 kg, 1900 bereits 21,4 kg; bis zum Ausbruch des Zweiten Weltkriegs stieg er auf 42,6 kg. Nach einer Zäsur während der Kriegsjahre erhöhte sich der Zuckerkonsum weiter bis auf den heutigen Wert von rund 50 kg pro Kopf und Jahr. Die nach dem Krieg geborenen Kinder wurden demnach als erste den Auswirkungen eines geradezu unsinnig gewordenen Zuckerkonsums voll ausgesetzt. Sie nahmen darüber hinaus auch große Mengen von *raffinierten Kohlenhydraten* ein, welche die Ausschüttung von Insulin ebenfalls fördern.

Dabei handelt es sich vor allem um stark *maltosehaltige* „Stärkungsmittel“ und „Energiespender“, die normalerweise der Frühstücksmilch zugegeben werden. So stieg der Anteil der raffinierten Kohlenhydrate an der Gesamternährung von wenigen Prozent zu Beginn des letzten Jahrhunderts auf den die *westliche Ernährungsweise* heute kennzeichnenden Wert von 25 Prozent beim Erwachsenen und 50 Prozent beim Jugendlichen. Bei den in den USA dem „Junk food" Verfallenen kann er sogar 80 Prozent erreichen. Die heutige Kost bewirkt also infolge des enormen Zuckerkonsums eine viel stärkere Ausschüttung des Hormons *Insulin* als zum Beispiel die Rationierungskost von 1939 bis 1945. Dies obwohl der Anteil der Kohlenhydrate an den *Gesamtkalorien* von 60 bis 70 Prozent auf knapp 50 Prozent gesunken ist.

Hormonelle Reizwirkung des Zuckers

Nach der Einnahme von Glukose (Traubenzukker) oder glukosehaltigem Zucker wird aufgrund der dadurch bewirkten Reizung der *B-Zellen* des Inselapparates der Bauchspeicheldrüse Insulin ins Blut abgegeben. Dieser Prozeß dient der Aufrechterhaltung eines Gleichgewichtes der Glukosekonzentration. Die sogenannte *Glucohomöostase* ist für das Überleben und die Funktion der Nervenzellen des Gehirns, also der *Neuronen*, entscheidend. Im Gegensatz zu den anderen Großverbrauchern von Energie, wie Nieren, Leber, Herz und Muskulatur, sind ja Neuronen nicht in der Lage, *freie Fettsäuren* als Energiequelle zu nutzen. Beim Blutzuckeranstieg wird in den Inselzellen gespeichertes und unter dem Glukosereiz neugebildetes Insulin ausgeschüttet. Der Insulinspiegel steigt an, sinkt aber bald danach wieder ab. Das Insulin wird ja von „Glukosegroßverbrauchern" wie Muskel- und Fettzellen an membranständige *Rezeptoren* gebunden. Diese Zellen brauchen das Insulin schon zum Transport von Glukose in ihr Inneres; Neuronen hingegen sind insulinunabhängig.

Nicht alle Kohlenhydrate haben dieselbe Reizwirkung auf die Inselzellen. Besonders stark insulinogen wirken neben Glukose die aus zwei Glukosemolekülen bestehende *Maltose* sowie die aus mehreren Glukosemolekülen bestehenden *Dextrine*. Auch *Saccharose*, der gewöhnliche Rüben- oder Rohrzucker, ist stark insulinogen; sie besteht aus je einem Molekül Glukose und Fruktose und ist das am raschesten resorbierbare Kohlenhydrat. Weit geringer ist die insulinogene Wirkung von Milchzucker *(Laktose)*; er ist in der menschlichen Milch am stärksten angereichert und wird drei- bis viermal langsamer als Glukose resorbiert. Aus der *Stärke*, die in Vollkornprodukten vorliegt, werden Glukosemoleküle besonders langsam abgespalten. Der *Invertzucker* des Honigs besteht zu gleichen Teilen aus nicht miteinander verbundenen Glukose- und Fruktosemolekülen; er ist weniger insulinogen als Saccharose.

In den naturgegebenen Kohlenhydratträgern wie Getreide, Kartoffeln und Früchten sind große Mengen von *Ballaststoffen* vorhanden, welche die Resorptionsgeschwindigkeit der aus Stärke abgespaltenen Glukose und damit auch die Insulinogenität herabsetzen. Sie enthalten auch den chromhaltigen, die Wirkung des Insulins begünstigenden *G-Toleranzfaktor.* Dieser ist auch in der *Melasse,* dem Raffinationsabfall des Rohzuckers, vorhanden. Man findet in den natürlichen Kohlenhydratträgern auch die Vitamine des *B-Komplexes* sowie *Mineralsalze* und *Spurenelemente.* Diese Stoffe sind für die enzymatischen Abbauvorgänge in den Zellen und ganz besonders in den Neuronen mit ihrem hohen Glukoseverbrauch *enorm wichtig,* fehlen jedoch in der nur „leeren Kalorien" darstellenden Saccharose.

Nicht nur der Blutzuckeranstieg im Blutkreislauf ist eine „Insulinpeitsche". Das „Süße" erregt als *Sinnesreiz* gewisse Zentren des Hirnstammes, welche das Signal an die Kommandozentrale des Zwischenhirns im *Hypothalamus* weiterleiten; diese regelt die Glukose-Homöostase. Durch die reflektorisch erfolgende Erregung des parasympathischen Anteils *(Nervus vagus)* der Zentren des *autonomen Nervensystems* im Hypothalamus werden die B-Zellen der Bauchspeicheldrüse stimuliert. Auch über die *kephalische Achse* kommt es zur sofortigen Insulinabgabe. Ein ähnlicher Vorgang spielt sich in spezifischen Zellen des Magen-Darm-Traktes ab, in welchen eine ganze Reihe von *Enterohormonen* gebildet werden. Diese wirken zum Teil direkt auf die Bauchspeicheldrüse und führen ebenfalls zur Insulinabgabe. Unter der Saccharosewirkung werden auch *endogene Opiate* gebildet, die Schmerz und Unlust dämpfen, aber wie die pflanzlichen Opiate zur Gewöhnung und Sucht führen. Die *Zuckersucht* war übrigens schon den alten Indern bekannt. Als sie in der Mitte des zweiten Jahrtausends v. Chr. die *Induskultur* überrannten, lernten sie den Zucker kennen. Fortan gaben sie den *Raja-Kriegern* erregende, aufreizende Zuckerkost, „von der man die genug bekommt“. Der fromme Hindu hingegen hielt sich an die zuckerfreie, aber früchte- und gemüsereiche Nahrung, die das seelische Gleichgewicht nicht stört und zur „Verinnerlichung und Reinheit“ führt.

Glukosespiegel und Aufbau des fetalen Hirns

Wie bereits erwähnt, ist die Glucohomöostase für die Funktion und das Überleben der Neuronen im Gehirn entscheidend. Dies ist schon während der Embryonalentwicklung der Fall, wenn das Neuralrohr aus den Zellen des *äußeren Keimblattes* gebildet wird. Besonders gilt dies während der *Proliferationsphase* (erste 25 Wochen der Schwangerschaft), wenn die groben Strukturen des Gehirns aufgebaut werden. Die Neuronen können Glukose direkt aus dem kindlichen Blutstrom entnehmen, dessen Glukosespiegel weitgehend dem mütterlichen entspricht. Der übermäßig hohe Glukosespiegel der *diabetischen Mutter* führte früher oft zum Fruchttod und zu Mißbildungen, auch des Neuralrohres. Dies kommt noch heute in Irland, Schottland und Wales *ohne Diabetes* öfters vor, vermutlich weil die Kost dort zuviel Zucker und zuwenig Vitamine enthält. In dieser für die Neuronen äußerst sensiblen Phase begünstigt ein Übermaß an Glukose und damit auch an Insulin das Zellwachstum sowie die Zellteilung und Proliferation.

Nach der 25. Schwangerschaftswoche sind die hochspezialisierten Neuronen so weit *ausgereift*, daß sie sich später im Leben nicht mehr zu teilen vermögen. Jetzt beginnt der *Feinstrukturaufbau*, die Wanderung und Differenzierung der Neuronen, für die wiederum Energie, aber auch *Laktose* als Baustein benötigt werden. In dieser Phase ist zuviel Glukose für die Neuronen weniger schädlich als zuwenig. Letzterer Zustand kennzeichnet das *Kind der diabetischen Mutter* (Infant of the diabetic mother, IDM). Bei ihm kommt es infolge der dauernden Stimulierung der Bauchspeicheldrüse durch den allzu hohen mütterlichen Glukosespiegel zur Vergrößerung und Vermehrung der B-Zellen und zum *Hyperinsulinismus*, der den Glukosespiegel über Gebühr absenkt. Gleichzeitig werden im Übermaß insulinähnliche Gewebehormone gebildet. Es sind dies die *Somatomedine*, die als Wachstumsfaktoren *IGF I und IGF II* erkannt wurden, sowie der *Nerve growth factor (NGF).* Diese Stoffe wirken lokal im Gewebe, gehen zum Teil aber auch ins Blut über.

Es handelt sich um Peptide, welche während der Schwangerschaft als Wachstums- und Speicherhormone wirken. Sie sind für den Riesenwuchs und die gewaltige Fettspeicherung beim Kind der *diabetischen Mutter* sowie beim Riesenkind der stark übergewichtigen, *zuckersüchtigen Mutter* verantwortlich. Für die Fettsynthese wird aber nicht nur Energie, sondern der

Kohlenstoff der Glukose benötigt. Dadurch mag das Gehirn gelegentlich an Glukose zu kurz kommen, ähnlich wie dies beim *adipösen Erwachsenen* der Fall sein kann. Beim Kind der diabetischen Mutter ist der Schädelumfang im Vergleich zum dicken Puppengesicht und zum Riesenwuchs relativ klein. Bei einem hohen Prozentsatz solcher Riesenkinder zuckersüchtiger adipöser, aber (noch) nicht diabetischer Mütter fanden sich *frühkindliche Verhaltensstörungen.* In einigen Fällen war auch eine *Epilepsie* vorhanden, ohne genetische Belastung oder grobe Organschädigungen. Fast in allen diesen Fällen handelte es sich um *Knaben*; es scheint, daß auch hier das männliche Geschlecht anfälliger ist. Dasselbe gilt ja bei der *Wachstums-Akzeleration,* vermutlich infolge von Maskulinisierungsvorgängen. Ein relativer, zentraler Glukosemangel in der zweiten Schwangerschaftshälfte kann zu Störungen im Aufbau der Neurotransmitterbahnen und zu Feinstrukturveränderungen im Zentralnervensystem führen. Analoge Wirkungen haben im Tierversuch *Verhaltensteratogene* wie Alkohol, Tabak und Drogen.

Die Regulation der Glucohomöostase

Erst *nach der Geburt,* wenn das Kind nicht mehr an die Zufuhr von mütterlicher Glukose angeschlossen ist und die periodische Aufnahme von Glukose mit der Nahrung beginnt, wird die Regulation durch Glucohomöostase benötigt. Infolge der jetzt voll entwickelten *Blut-Hirn-Schranke* hat das Blut kaum noch Zutritt zu den Neuronen. Vielmehr wird Glukose aus dem Blut mit Hilfe eines Trägersystems in den sogenannten *Liquor* transportiert. Es ist dies die Flüssigkeit, welche fortan das *milieu interne* der Neuronen bildet. Die Glukosekonzentration des Liquors stimmt weitgehend mit derjenigen des *Blutes* überein. Dies gilt auch für die *intrazelluläre Glukosekonzentration;* wie die roten Blutkörperchen und gewisse andere Zellarten sind ja die Neuronen in der Lage, Glukose *insulinunabhängig* aufzunehmen. Dies hat zur Folge, daß sie weitgehend den Blutzuckerschwankungen folgen.

Im Hirnstamm gibt es *Glukoserezeptoren,* über welche die Glukosekonzentration ständig überwacht wird. Durch Nervensignale wird die Kommandozentrale des *Hypothalamus* über den Glukosestatus orientiert. Bei einem Anstieg der zentralen Glukosekonzentration *(Glukose-*

plethora) kommt es über die reflektorische Vaguserregung zur Stimulierung der Inselzellen der Bauchspeicheldrüse und zur Ausschüttung des zum Abbau von Glukose erforderlichen Insulins. Beim Abfall der zentralen Glukosekonzentration *(Glukopenie)* andererseits werden *Insulinantagonisten, Glukagon* und *Adrenalin,* ausgeschüttet. Diese sind imstande, die schon kurz vor der Geburt angelegte Glukose-Notreserve in der Form von *Leberglykogen* sofort zu mobilisieren. Adrenalin ist bekanntlich auch bei Abwehrreaktionen und Schock entscheidend. Auch das in die Wärmeregulation eingreifende *Noradrenalin* wird ausgeschüttet.

Diese mehrfache Sicherung bewahrt den Gesunden vor der *reaktiven Hypoglykämie* mit Glukose-Blutspiegeln unter 40 Milligramm pro 100 Milliliter. Solche Werte können infolge akuten Energiemangels der Neuronen zu Koma und *Schocktod* führen. Sie genügt aber nicht zur Verhinderung *pseudoglykämischer Zustände,* insbesondere beim zuckersüchtigen, vegetativ labilen Jugendlichen. Bei diesen kommt es infolge übermäßiger Insulinausschüttung zu steilem und tiefem Glukoseabfall oder zu dauernd tiefen Glukosewerten. Dabei zeigen sich ähnliche subjektive Erscheinungen wie bei der reaktiven Hypoglykämie sowie Verhaltensstörungen und *kurze Dämmerzustände.* Nach Auffassung amerikanischer Kriminologen und Sozialfürsorger könnte dies für die *Jungenddelinquenz* von Bedeutung sein. Eindrückliche Untersuchungsergebnisse bei Tausenden solcher Fälle in den USA bestätigen die Wirksamkeit *diätetischer Präventionsmaßnahmen.* Das Abgehen vom zuckerreichen „Junk food" verkürzte jedenfalls auf statistisch signifikante Weise die Dauer der Verwahrung und verhinderte vor allem die *Rückfälligkeit.*

Hormonelle Steuerung der Stoffwechsel- und Wachstumsvorgänge

Von der Kommandozentrale des Hypothalamus werden Signale auch mit Hilfe von Neurotransmittern und -modulatoren an die eng miteinander in Verbindung stehenden *vegetativen Zentren* geleitet. Letztere regeln außer der Glukose-Homöostase auch Temperatur, Appetit und Sexualität. Der Hypothalamus kommuniziert zudem mit dem *limbischen System,* das vor allem Stimmung und Gefühle beeinflußt; es ist auch mit dem übergeordneten *Großhirn* verbunden. Weitere Zielorgane des Hypothalamus sind spezielle Neuronen an der Basis des Hypothalamus, welche die Abgabe der verschiedenen *Hypophy-*

senvorderlappen-Hormone auslösen. Zu den klassischen Neurotransmittern gehören die Catecholamine *Dopamin* und *Noradrenalin* sowie das *Serotonin.* Die äußerst komplexen und vielseitigen Wechselwirkungen dieser biologisch in kleinsten Dosen hochwirksamen Peptide werden indirekt allesamt vom Glukosespiegel beeinflußt. So führt die vermehrte Serotonin-Ausschüttung zu Müdigkeit und Trägheit nach dem Essen, besonders wenn dieses zu viel Zucker enthält, der die Insulinfreisetzung anregt.

Die Langzeitsicherung eines ausreichenden Glukosespiegels ist auch über die *Nebennierenrindenachse* möglich. Dies erfolgt durch die Abgabe von Glucosteroiden zum Aufbau von Glukose aus *Pyruvat* und *Lactat,* den Abbauprodukten des Glukosestoffwechsels, sowie aus dem Glyzerinanteil der Fette und gewissen Aminosäuren. Diese *Gluconeogenese* in der Leber ist erst nach der Geburt möglich. Sie ist bei geringem Kohlenhydratgehalt der Nahrung gesteigert, insbesondere bei der früheren *Eskimokost,* die fast ausschließlich aus Eiweiß und Fett bestand. Aus der Nebennierenrinde werden gleichzeitig *Cortisol* und *männliche Sexualhormone* abgegeben. Über einen Release-Faktor kommt es auch zur vermehrten Produktion vom Wachstumshormon der Hypophyse. Dieses führt seinerseits zur Abgabe des Gewebshormons IGF, das die Knorpelzellen der Wachstumsfuge in den langen Röhrenknochen zur Vermehrung bringt und so deren Längenwachstum anregt.

Statistische Untersuchungen in verschiedenen Ländern ergaben immer wieder hochsignifikante Korrelationen zwischen dem ansteigenden Trend des jeweiligen *Zuckerkonsums* und *Akzelerationserscheinungen.* Letztere finden vor allem im Geburtsgewicht sowie der Körperlänge von Schulkindern und Rekruten ihren Ausdruck. Gegen eine bloße Koinzidenz sprach die vom kanadischen Gesundheitsdienst festgestellte prä- und postnatale Akzeleration bei den Eskimos, als der Zucker erstmals in die N-O-Arktis gelangte. Infolge gleichzeitiger Stimulierung des Körper- und Gonadenwachstums kam es auch zur Frühreife. Innert dreißig Jahren ging das Menarchealter der Eskimomädchen von 15,2 auf 13,3 Jahre zurück. Die sexuelle Frühreife führte auch zum Überhandnehmen der Teenager-Schwangerschaft.

Auf die allgemein bekannten Folgen dieser Diskrepanz zwischen *vorzeitiger Geschlechtsreifung* und der keineswegs früher als bisher erfolgenden *geistigen Reife* in psychologischer, pädagogischer und soziologischer Hinsicht kann hier nicht weiter eingegangen werden. Es handelt sich wohl meist um ein Zusammentreffen von psychischem Streß und der erwähnten *nutritiv bedingten* Übererregung im Zwischenhirn. Zur Korrektur wären prophylaktische Maßnahmen *diätetischer* Art, also eine *drastische Reduktion des Zuckerkonsums*, im Prinzip leicht durchführbar. Die Verlängerung der Kindheit durch das Hinausschieben der Pubertät war nach *Portmann* eine der wichtigsten phylogenetischen Errungenschaften des Menschen. Sie bewahrte das Kind lange genug vor den Zwängen der *Sexualität* und bot ihm die Möglichkeit einer ungestörten geistigen Reifung. Darum sollten wir nicht so *stümperhaft* mit dem Zucker umgehen wie bis anhin.

Eugen Ziegler

Beziehungen des Zuckers zum Vitaminhaushalt

Zucker als „Vitamin-B-Räuber" führt zu vielseitigen Störungen des intermediären Stoffwechsels

Auch wenn sogenannte „Experten" im Mai 1990 eigens während eines Symposiums in Biebelried bei Würzburg ausführlich über die „Auswirkungen des heutigen Zuckerkonsums auf unsere Gesundheit" diskutierten und zu der Schlußfolgerung kamen, daß der süße Geschmack angeboren sei und durch Zuckergenuß keine Gesundheitsstörungen verursacht werden, bleiben die nachteiligen Fakten bestehen.

Die Tatsache, daß raffinierter Zucker vitamin- und mineralstofffrei ist, macht schon deutlich, in welche Hauptrichtung das Zuckerproblem weist. Zunächst scheinen also die Fragen ganz einfach zu liegen: Bei Genuß von reichlich Zucker wäre lediglich darauf zu achten, daß die übrige Nahrung genügend Vitamine und Mineralien enthält, um das Defizit auszugleichen. Da aber die Vitaminforschung ergeben hat, daß der Abbau von Zucker ohne Vorhandensein von Aneurin, Riboflavin, Pantothensäure, Niacin und Biotin, die alle zum Vitamin-B-Komplex gehören, nicht möglich ist, oder daß mit anderen Worten Zuckergenuß gleichbedeutend ist mit erhöhtem Bedarf an diesen Vitaminen, so verschiebt sich die Problemstellung ganz erheblich. Die Gefahr des isolierten Zukkers liegt nicht so sehr in seiner eigenen Vitamin- und Mineralstoffarmut, sondern in seiner Wirkung als Vitaminverbraucher; denn je höher der Zuckergenuß, um so höher der Vitaminbedarf bzw. der Vitaminverbrauch. Das Zuckerproblem gipfelt also in den beiden Fragen:

1. **Welche Folgen hat der Zuckergenuß auf die Vorgänge im intermediären Stoffwechsel, besonders vom Standpunkt des Vitamin-B-Komplexes gesehen?**
2. **Ist bei der Durchschnittsbevölkerung die Vitamin-B-Versorgung ausreichend, um den erhöhten Bedarf, der durch Zuckergenuß auftritt, in einem Maße auszugleichen, daß keine Schädigungen auftreten können?**

Obwohl Gesundheitsschädigungen durch Süßigkeiten der Bevölkerung allgemein bekannt sind und obwohl die medizinische Literatur über den Nachweis von Krankheiten durch Zuckergenuß von einer unübersehbaren Ausdehnung ist, ist es trotzdem unerläßlich, aufzuzeigen, auf welche Weise und unter welchen Bedingungen der Genuß von Fabrikzucker Schädigungen hervorruft. Der exakte Nachweis gelang erst mit der Entdeckung der Vitamine, wodurch neue entscheidende Einblicke in die komplizierten physiologischen Vorgänge des Stoffwechsels möglich waren.

Tatsächlich bringen die interessanten Ergebnisse der Vitaminforschung den exakten unumstößlichen Beweis für die tiefgreifenden schädigenden Folgen des Genusses von isoliertem Zucker. Die chemischen Vorgänge, die sich hier abspielen, sind sehr kompliziert. Um aber die fundamentale Bedeutung des Problems zu zeigen, ist ein Eingehen auf Einzelheiten leider unerläßlich. Denn nur bei Kenntnis der genauen Vorgänge im intermediären Stoffwechsel werden zahllose Einzelheiten im Krankheitsgeschehen verständlich. In erschöpfender Form sind diese Vorgänge z. B. in dem Standardwerk *„Die Vitamine und ihre klinische Anwendung“* von Stepp-Kühnau-Schröder dargestellt.

Alle Aufbau- und Abbauvorgänge im intermediären Stoffwechsel werden von aktiven biologischen Wirkstoffen (Vitalstoffen) gesteuert, die uns als Vitamine und Hormone begegnen und die Enzymcharakter haben. Ohne diese

Stoffe kann kein Lebensvorgang ablaufen. Sie bestehen aus einer aktiven sogenannten *prosthetischen* Gruppe und einer Gruppe von hochmolekularem Bau meist eiweißartiger Natur, die die Bindung der prosthetischen Gruppe an die Zelle vermittelt.

Die Vitamine treten mit den Hormonen in Wechselbeziehung, bald im Sinne eines Zusammen-, bald eines Gegenspiels, so daß zwischen diesen beiden Stoffen keine strenge Trennung in ihrer Wirkung möglich ist. Am Kohlenhydratstoffwechsel lassen sich z. B. diese Wechselbeziehungen zwischen Vitaminen und Hormonen an den Zusammenhängen zwischen Vitamin B1 und Insulin deutlich erkennen.

Vitamin B1

– Aneurin, Thiamin –

Das für den **Kohlenhydratstoffwechsel** wichtigste Vitamin ist das *Vitamin B1,* das in der europäischen Literatur als *Aneurin,* in der angelsächsischen als *Thiamin* bezeichnet wird.

„Aneurin ist für den normalen Ablauf des Kohlenhydratstoffwechsels unentbehrlich. Je mehr

Kohlenhydrate der Organismus verarbeitet, um so größer ist sein Aneurinbedarf. Da das Nervengewebe unter allen Zellsystemen den intensivsten Kohlenhydratumsatz hat, benötigt es besonders viel Aneurin und kann bei fehlender Aneurinzufuhr weniger lange als andere Gewebe seine normale Funktion aufrecht erhalten.“ (STEPP-KÜHNAU-SCHRÖDER).

Schon aus diesem Tatbestand geht hervor, daß das Zuckerproblem auch ein Vitaminproblem ist und daß beide nicht voneinander zu trennen sind.

Chemische Daten

Besonders wichtig ist die Feststellung, daß Vitamin B1 in der menschlichen und tierischen Zelle nicht als solches, sondern als *Pyrophosphorsäureester* gespeichert wird. Es ist in dieser Form identisch mit der prosthetischen Gruppe des Fermentes Cocarboxylase. Die Cocarboxylase ist das Co-Ferment der α-*Carboxylase* I.

Das Eingreifen des Aneurins in den Kohlenhydratstoffwechsel findet an mehreren Stellen statt.

Zunächst ist die Tatsache wichtig, daß die *Brenztraubensäure* ein obligates Durchgangsprodukt des Kohlenhydratumsatzes ist. Die

Funktion des Aneurins besteht nun darin, daß es in Gegenwart von Magnesium-Ionen den Abbau der Brenztraubensäure katalysiert. Ihr Abbau erfolgt durch Decarboxylierung, wobei zunächst Phosphoressigsäure entsteht. Diese ist sehr instabil und wird im Organismus sogleich weiter umgesetzt und zwar wird sie entweder zu Zitronensäure abgebaut oder zu Acetylierungen verschiedener Art verwendet, wobei der freigelegte Essigsäurerest zur Veresterung biologisch wichtiger Substanzen benützt wird, so zur Synthese von Acetylcholin, Acetylaminosäuren, Acetylsulfanilamid, Acetessigsäure, Acetoin und Diacetyl. Für alle diese Reaktionen wird Aneurin benötigt. *Bei Mangel an Aneurin kommt es also zu einer Stockung des Brenztraubensäureabbaus* mit allen Folgezuständen. Vermehrung der Brenztraubensäure im Blut ist ein untrügliches Initialsymptom des Aneurinmangels. Da zwischen Brenztraubensäure und Milchsäure ein thermodynamisches Gleichgewicht besteht, ist bei Aneurinmangel auch der Milchsäuregehalt im Blut und Gewebe erhöht. Bei Vitamin-B1-Mangel ist in den Organen (Gehirn und Herzmuskel), die den höchsten Bedarf an Vitamin B1 haben, der Anstieg der Brenztraubensäure besonders groß. Da der Abbau der Brenztraubensäure die Voraussetzung ist für die

Bildung der Zitronensäure, findet man bei Vitamin-B1-Mangel auch Störungen im **Zitronensäurestoffwechsel,** dem sogenannten Zitronensäurezyklus.

Ferner katalysiert Aneurin in Form der Cocarboxylase als Coferment der α-Carboxylase II den oxydativen Abbau der α-*Ketoglutarsäure* zu *Bernsteinsäure.* Auch die α-Ketoglutarsäure ist ein Durchgangsprodukt des Kohlenhydratumsatzes. Und schließlich nimmt Aneurin als Coferment der Diacetylmutase am Umsatz des aus Acetoin durch Oxydation entstehenden *Diacetyls* teil.

„*Die Umkehrbarkeit der durch Cocarboxylase katalysierten Reaktionen, vor allem des ‚phosphoroklastischen' Zerfalls der Brenztraubensäure, hat zur Folge, daß nicht nur zur Spaltung, sondern auch zur Synthese der α-Ketosäuren aus ihren Spaltprodukten Aneurin erforderlich ist. Damit erklärt sich wiederum, daß die Traubenzuckersynthese aus Dicarbonsäure, die über die Brenztraubensäurestufe verlaufen muß, nur in Anwesenheit von Aneurin möglich ist, und daß ganz allgemein die Glykogenbildung bei Aneurinmangel gestört ist. Die Leber von Aneurinmangeltieren vermag kein Glykogen zu speichern*" (TONUTTI-WALLRAF nach STEPP-KÜHNAU-SCHRÖDER).

Von besonderer Wichtigkeit für das Verständnis des Zuckerabbaus ist die Tatsache, daß zwischen Aneurin und Insulin Wechselbeziehungen bestehen. Ohne genügendes Vorhandensein von Vitamin B1 und Laktoflavin ist Insulin beim Hund wirkungslos (MARTIN). Umgekehrt ist Insulin erforderlich, damit Aneurin wirksam sein kann, da Insulin die Phosphorylierung des Aneurin zu Cocarboxylase katalysiert (FOA, SMITH und WEINSTEIN). So ruft Insulin beim Diabetiker eine starke Erhöhung der Cocarboxylase hervor (TROPP). Daß also zur Überführung des Aneurins in seine Wirkform, die Cocarboxylase, Insulin notwendig ist, erklärt die Tatsache, daß bei diabetischem Koma durch intravenöse Zufuhr von Cocarboxylase neben Insulin das Koma rascher beseitigt wird als durch Insulin allein; überhaupt fördert Insulin durch Beschleunigung des Umsatzes der Adenosintriphosphorsäure (ATP) alle Phosphorylierungsvorgänge. Auch zur Umwandlung von Vitamin B1 in Cocarboxylase ist ATP nötig. Diese engen Beziehungen zwischen Aneurin und Insulin erklären die Wirksamkeit der Vitamin-B-Verabreichung beim Diabetiker.

„Die Beeinflussung der Kohlenhydratverwertung durch Aneurin hat auch in anderer Hinsicht praktisch-ärztliche Bedeutung. Sie kommt im

Stoffwechselversuch darin zum Ausdruck, daß Aneurin die spezifisch-dynamische Wirkung der Glukose bis aufs Doppelte vergrößert und den R.Q. nach Glukosegaben erhöht. Die Abhängigkeit des Aneurinbedarfs vom Kohlenhydratkonsum hat zur Folge, daß bei langdauernder kohlenhydratreicher Kost auch dann, wenn der Minimalbedarf an Aneurin gedeckt ist, Mangelerscheinungen auftreten können. Relativ oder absolut unzureichende B1-Zufuhr kann weiter dazu führen, daß zu therapeutischen Zwecken gegebener Traubenzucker nicht vertragen wird oder nicht zur Wirkung gelangt. So muß bei chronischen Herzleiden, die ohnehin oft mit einem B1-Defizit einhergehen, jede protrahierte Anwendung von Traubenzucker mit einer entsprechenden Mehrzufuhr von Aneurin kombiniert werden, weil sonst die Dextrosetherapie nicht nur keinen Erfolg, sondern sogar Schädigungen im Sinne einer B1-Hypovitaminose herbeiführen kann (SZABO). *Im akuten Arbeitsversuch konnte* DROESE *feststellen, daß per os gegebener Traubenzucker nur dann seine bekannte leistungssteigernde Wirkung entfaltet, wenn der Organismus mit B1 gesättigt ist oder wenn bei Individuen mit einem B1-Mangel durch gleichzeitge B1-Zufuhr eine vollkommene Verwertung des aufge-*

nommenen Traubenzuckers gewährleistet ist" (STEPP-KÜHNAU-SCHRÖDER).

Da die Cocarboxylase einen Phosphorylierungsprozeß darstellt, ist es verständlich, daß Vitamin-B1-Mangel mit Veränderungen im Phosphathaushalt einhergeht.

Die leistungssteigernde Wirkung des Aneurins auf den Muskel wird durch Phosphat auf das 100–200fache erhöht (WACHHOLDER, BRIEM). Wenn der Organismus stark an ATP verarmt ist, können Aneuringaben erfolglos sein; durch Gaben von ATP kann die Wirksamkeit von Aneurin wieder hergestellt werden (CARLSTRÖM, LÖVGREN, SJÖGREN). Da ATP, die bei der Synthese der Cocarboxylase aus Aneurin eine Rolle spielt, ein Nukleotid ist, erklärt sich, daß bei Aneurinmangel auch Störungen des Nukleotidstoffwechsels auftreten. Es kann zur Anhäufung von Adenylsäure, einem Spaltprodukt der ATP kommen.

„Die Verhältnisse werden dadurch kompliziert, daß nicht nur Adenylsäure bzw. ATP für den Aufbau des Aneurin-Pyrophosphats benötigt wird, sondern auch umgekehrt, daß das Aneurin-Pyrophosphat für den normalen Ablauf des Adenylsäurestoffwechsels unentbehrlich ist. Bei unzureichender B1-Zufuhr kommt es zu einer Störung des Phosphorylierungsprozesses und da-

mit zu einer Verminderung der Adenyl-Pyrophosphorsäuresynthese; statt dessen wird in vermehrten Mengen Adenylsäure und durch oxydativen Abbau aus dieser Harnsäure gebildet (KÜHNAU-SCHIERING). *So ist offenbar das Aneurin für die Abwicklung des normalen Purinstoffwechsels, speziell den Abbau der Nukleotide, unentbehrlich. Da auch bei der Gicht wie bei der Beriberi der Adenylsäuregehalt des Blutes vermehrt ist und oft beriberiähnliche (neuritische und kardiale) Symptome beobachtet werden, kann man annehmen, daß in der Ätiologie (Entstehung) der Gicht ein relativer B1-Mangel insofern eine Rolle spielt, als das normalerweise im Körper vorhandene Aneurin zur Durchführung des Abbaus der vermehrt gebildeten Harnsäurevorstufen nicht ausreicht. Therapeutische Versuche mit B1 hatten Ergebnisse, die diese Annahme rechtfertigen"* (STEPP-KÜHNAU-SCHRÖDER).

Von ausschlaggebender Bedeutung für die Funktion des Nervensystems ist die Acetylierung des Cholins, eine wichtige Teilphase des Zuckerabbaus. Die unter Einfluß von Aneurin aus der Brenztraubensäure entstehenden Essigsäurereste können unter anderem zur Synthese des „Vagusstoffes" Acetylcholin verwendet werden. Dadurch entstehen enge Beziehungen von Aneurin zum Acetylcholin, das für die humorale Übertragung von Nervenerregungen unentbehrlich ist. V. MURALT konnte nachweisen, daß bei Reizung jedes cholinergischen Nerven (d. h. aller motorischen, parasympathischen und präganglionären sympathischen Nervenfasern), Aneurin und Acetylcholin freigesetzt wird. Danach könnte das Aneurin als *„zweiter Vagusstoff"* bezeichnet werden, der dem Acetylcholin gleichgeordnet ist. Auf diese Weise läßt sich die Bradycardie (langsamer Herzschlag) als Frühsymptom des B1-Mangels erklären. Am Darm und peripheren Nervensystem hat der „zweite Vagusstoff" eine Verlängerung und Verstärkung der Acetylcholinwirkung zur Folge. Die sonst flüchtige Wirkung des Acetylcholins beruht auf seiner schnellen Spaltung durch das Ferment Cholinesterase. Da Aneurin die Cholinesterase hemmt, wird bei Aneurinmangel die Cholinesteraseaktivität des Serums, des Dünndarms und der Organe mit Ausnahme der Leber bis auf das 10fache vermehrt. Die Freisetzung des Aneurins bei Nervenerregung ist mit einer molekularen Umgruppierung im senkrecht zur Faserachse angeordneten Lipid-Proteingerüst der Markscheide verbunden, in der das Aneurin lokalisiert ist.

Die aus der Brenztraubensäure unter Einfluß

der Cocarboxylase entstehenden Essigsäurereste werden schließlich auch zur Acetylierung von Aminosäuren und aromatischen Aminen verwendet, woraus sich erklärt, daß Vitamin B1 Sulfonamide zu entgiften vermag.

Die beim Abbau der Brenztraubensäure entstehende Phosphoressigsäure kann zum Aufbau von Fettsäuren verwendet werden, so daß auf diese Weise Vitamin B1 auch an der Fettsynthese beteiligt ist. Aneurin katalysiert die Umwandlung von Brenztraubensäure und Eiweiß in höhere Fettsäuren (LONGENECKER, GAVIN, MCHENRY), wobei andere B-Vitamine synergistisch mitwirken, vor allem Laktoflavin, Pantothensäure, Pyridoxin und Biotin. Bei Aneurinmangel kommt es außerdem zu einer Verminderung der Aktivität von Pankreaslipase und -esterase, wodurch sich Fettresorptionsstörungen erklären.

Weiter steht die Salzsäurebildung des Magens im Zusammenhang mit Vitamin B1. Für die Salzsäureproduktion in den Belegzellen des Magens ist das Ferment Carboanhydrase verantwortlich, welches die Hydratisierung des Kohlendioxyds ($CO_2 + H_2O = H_2CO_3$) katalysiert; die Bicarbonat-Ionen werden gegen Chlor-Ionen des Plasmas ausgetauscht. Das für diese Reaktion erforderliche CO_2 wird örtlich durch

Decarboxylierung von Brenztraubensäure geliefert. So erklärt es sich, daß Sub- bzw. Anacidität und Appetitlosigkeit Frühsymptome von Aneurinmangel sind, Symptome, die uns als Folge von Zuckergenuß hinreichend bekannt sind.

Vitamin-B1-Mangel erzeugt auch am übrigen Verdauungsapparat Störungen, vorwiegend der Peristaltik und des Tonus der Magen-Darmmuskulatur. Schon Mc Carrison hat bei Aneurinmangel degenerative Schädigungen der Zellen des Auerbach'schen Plexus festgestellt.

Ganz besonders bedeutungsvoll für das Verständnis der umfassenden Störungen des Stoffwechsels durch Vitamin-B1-Unterbilanz ist die Tatsache, daß nicht nur der Zucker-, sondern auch der Eiweißstoffwechsel durch Aneurin beeinflußt wird, da der Umsatz mehrerer Aminosäuren auch über die Brenztraubensäure und α-Ketoglutarsäurestufe läuft. So erhöht auch Eiweiß den Aneurinbedarf. Bei Vitamin-B1-Mangel ist die Umaminierung von Asparagin- und Glutaminsäure, eine wichtige Teilphase des Eiweißumsatzes, gestört. Auch der Abbau des Histidins wird von Aneurin gesteuert; ebenso steuert es auf mehrfache Weise die Harnstoffbildung. Der Einfluß des Aneurins auf den Eiweißstoffwechsel ließ sich auch daran erweisen, daß die Lebensdauer von Ratten bei Eiweißüberfütterung durch Aneuringaben erheblich verlängert wird (RICHTER-RICE), während bei Aneurinmangel die N-Bilanz negativ wird (DE CARO).

Auch auf den Kreatinhaushalt hat Aneurin Einfluß. „Zuckerreiche Kost, die viel Aneurin verbraucht, erzeugt Kreatinurie“ (HALDI-BACHMANN, zitiert nach STEPP-KÜHNAU-SCHRÖDER).

Die bisher erwähnten direkten Wirkungen von Aneurin auf den Stoffwechsel werden nun noch kompliziert durch die Beeinflussung des endokrinen Systems, wodurch zusätzlich indirekte Einwirkungen auf Stoffwechselvorgänge zustande kommen.

Schon frühzeitig wurde festgestellt (MC CARRISON), daß bei B1-Avitaminose und bei starker Muskelarbeit, die den B1-Bedarf steigert, eine Hypertrophie der Zona fasciculata der Nebennierenrinde auftritt. Durch vermehrte Zufuhr von Vitamin B1 wird die Hypertrophie verhütet. Diese Beziehungen erklären die klinische Erfahrung, daß die Wirkung von Aneurin durch Nebennierenrinden-Präparate verstärkt werden kann. Auch zwischen Adrenalin und Aneurin bestehen synergistische Beziehungen. So verlängert und verstärkt Aneurin die Adrenalinwirkung beim Säugetier. Im Gegensatz dazu sind die Wirkungen von Aneurin und Schilddrüse antagonistisch, was vorwiegend dadurch bedingt ist, daß die Steigerung der Stoffwechselvorgänge durch Thyroxin einen erhöhten Aneurinbedarf bewirkt. So beschleunigt die Zufuhr von Schilddrüsenhormonen den Eintritt der B1-Avitaminose und verstärkt die Symptome, während Aneurinzufuhr die Thyroxinempfindlichkeit im Organismus herabsetzt. 10 Gamma Aneurin entgiften 30–60 g Thyroxin (SURE-BUCHANAN). Bei Thyreotoxikose (Schilddrüsenüberfunktion) ist der Aneurin- und Carboxylasegehalt im Blut verringert; auch das Maximum des Brenztraubensäureanstiegs nach Glukose-Injektionen liegt bei Thyreotoxikosen höher als beim Gesunden.

Schließlich muß noch die Beziehung von Aneurin zu den weiblichen Keimdrüsen erwähnt werden. Die bekannte Inaktivierung der oestrogenen Hormone in der Leber geschieht unter Mitwirkung von Aneurin, Laktoflavin und Folsäure. Bei Aneurinmangel kommt es zum Ausbleiben dieser *„Leberschutzwirkung"* und damit zu einer Anhäufung von oestrogenen Hormonen. So erklärt sich das Auftreten von *Metrorrhagien* (Gebärmutterblutungen), von *Hodenatrophie, Palmar-* und *Plantarerythemen* („beriberi spots") sowie von *Mastopathien* (Erkrankungen der weiblichen Brust). Durch die Anhäufung oestrogener Hormone kommt es außerdem zu einer Hyperfunktion des Hypophysenvorderlappens.

Da bei Vitamin-B1-Mangel auch Encephalopathien (Hirnerkrankungen) infolge angiodegenerativer Veränderungen auftreten, ist anzunehmen, daß Aneurin auch für die Funktion der kleinsten Gefäße unentbehrlich ist; es kommt bei Aneurinmangel zu Dilatation und Schlängelung der Gefäße, Blutungen, Endothelschwellungen und -degenerationen.

Schließlich hat Aneurin deutlichen Einfluß auf den Wasserhaushalt; bei Aneurinmangel kommt es zu Oedemen, Hypoproteinaemie, serösen Ergüssen und Wasserimbibition des Herzmuskels, wie es von der Beriberi her bekannt ist. Wahrscheinlich spielt dabei die verschlechterte Eiweißverwertung bei Aneurinmangel eine Rolle. Jedenfalls ist die Diurese (Urinausscheidung), die nach Verabreichung von Aneurin auftritt, um so stärker, je größer die Verarmung an Aneurin war.

Diese etwas ins einzelne gehende Darstellung der außerordentlich vielseitigen Wirkungen von Aneurin war unerläßlich, um zu einem einwandfreien Verständnis zu kommen, auf welchen Wegen die schädigende Wirkung vermehrten Zuckergenusses zustandekommt. Da es einwandfrei und unabänderlich feststeht, daß vermehrter Zuckerverbrauch einen mehr oder minder starken relativen Aneurinmangel hervorruft, liegt hier der Schlüssel für das Verständnis der unzähligen, in der Literatur festgelegten Beobachtungen von Schädigungen durch Genuß von isoliertem Zucker.

Das klinische Bild

Was sich an einzelnen Störungen aus einem mehr oder weniger großen Aneurinmangel entwickeln kann, ist nach den obigen Ausführungen leicht abzuleiten. Sie machen einen Großteil der zahllosen Krankheiten aus, mit denen der Arzt in der Sprechstunde und im Krankenhaus zu tun hat und die man unter dem Sammelbegriff ernährungsbedingte Zivilisationsschäden zusammenfassen kann. Schwere ausgeprägte isolierte B1-Avitaminosen, wie sie die Beriberi darstellt, bekommen wir in der sogenannten zivilisierten Welt nur selten zu sehen. „In der Anamnese solcher sporadischer Fälle ist meist eine oft jahrelang fortgesetzte einseitige Bevorzugung vitaminarmer Kohlenhydratträger in der täglichen Kost in Form von Zucker, Weißbrot, in der Kochkiste warmgehaltener Kartoffeln festzustellen“ (STEPP-SCHRÖDER, GÉRONNE).

Demgegenüber sind die Hypovitaminosen ungeheuer verbreitet; die leichten Formen werden jedoch in ihrem wenig charakteristischen Bild, solange die Störungen sich vorwiegend im Funktionellen abspielen, nicht erkannt. Erschwerend für die diagnostische Erkennung kommt außerdem dazu, daß in den meisten Fällen Überlagerungen mit anderen Hypovitaminosen (Laktoflavin, Pantothensäure, Nikotinsäureamid, Biotin, Vitamin C u. a.) vorliegen, die überdies noch durch sonstige Ernährungsfehler kompliziert sein können. Daß auch hierbei noch individuelle Faktoren eine Rolle spielen, die das Bild variieren, versteht sich von selbst.

In Amerika wurden langfristige Versuche an Freiwilligen mit einer Kost durchgeführt, die 0,1–0,3 mg Aneurin pro Tag enthielt. (ELSOM, WILLIAMS und Mitarbeiter, KEYS und Mitarbeiter, JOLLIFFE und Mitarbeiter, HULZE und Mitarbeiter, HORANYI-HECHST).

Nach oft sehr langer, bis zu 4 Monaten dauernder Latenzperiode kommt es zur Ausbildung von wenig charakteristischen Symptomen allgemeiner Art, die den Eindruck nervaler bzw. vegetativer Störungen machen und als „neurasthenisch" gedeutet wurden: *Müdigkeit, Schlappheit, Leistungsschwäche, depressive*

Stimmung, Kopfschmerzen, gestörter Schlafrhythmus, Schweißneigung, Paraesthesien und *Hypaesthesien der Füße, Kribbeln, Abschwächung der Sehnenreflexe, Schwäche der Beinmuskeln, Appetitlosigkeit, Gewichtsverlust, Verstopfung, Magen-Darmatonie, Subacidität bis Achylie* (mangelnde Magensaftabsonderung), *Resorptionsstörungen* mit zahlreichen Folgen, *Erbrechen.* Als cardiovasculäre Symptome *Herzklopfen, Dyspnoe* bei geringster Anstrengung, *Überleitungsstörungen, Extrasystolen, Wasserretention, hydropigene Gewichtszunahme.* Bei weiterem Fortschreiten entwickeln sich dann ausgeprägte Krankheitszustände: am peripheren Nervensystem „Polyneuropathien" als *Neuritiden* verschiedenster Art, am zentralen Nervensystem die *Polioencephalitis haemorrhagica superior acuta,* die *sogenannte Wernicke'sche Krankheit.* Sie ist gekennzeichnet durch *Appetitlosigkeit, Erbrechen, Nystagmus, Augenmuskellähmungen, hochgradige Muskelschwäche, Areflexie, Ataxie, Angstzustände, Schlaflosigkeit.* Bei chronischem Verlauf gesellen sich *Gedächtnisstörungen* und *Desorientiertheit* dazu. Auch Übergänge in den KORSAKOW'*schen Symptomenkomplex* kommen vor.

Das anatomische Substrat beruht auf Gefäßveränderungen, Gliawucherungen, Pigmentablagerungen und Degenerationen von Neuronen, vor allem in der Gegend des 3. Ventrikels, der Corpora mamillaria, der Vierhügel, des Aquaeductus Sylvii und der Rautengrube.

Beim Kind äußert sich der *Aneurinmangel* in *Nahrungsverweigerung, Auftreibung oder Schlaffheit des Abdomens, kolikartigen Schmerzen* mit *Erbrechen, Durchfall, verringerter Urinabsonderung, Ödemen,* im weiteren Verlauf *Tachycardie, gesteigerter Atemfrequenz, Dyspnoe, Dilatation des rechten Herzens.*

Am Magen-Darmtrakt kann es bei weiterem Anhalten des Vitamin-B1-Mangels zu *Magengeschwüren* kommen, um so mehr als die bei Magenstörungen übliche Diät besonders arm an Aneurin ist. Es entwickelt sich schnell ein Circulus vitiosus, der die schlechte Heilungstendenz vieler Ulcera bei der üblichen Schondiät erklärt. Auch durch Resorptionsstörungen bei *Gastroenteritiden* und *Diarrhöen,* die durch Aneurinmangel bedingt sind, kann es zu diesem Circulus vitiosus kommen. „Man muß bei allen Magen-Darmkrankheiten mit einem B1-Defizit rechnen (Carere-Comes)." Dadurch, daß die Resorptionsstörungen sich auch auf andere Vitamine erstrecken, vor allem die Nikotinsäure und Laktoflavin, die ebenfalls für die Magen-Darmfunktion unentbehrlich sind, komplizieren sich die

Verhältnisse noch mehr. Schließlich kann die *Magen- und Darmatonie* Formen annehmen, die bis zum Bilde des *paralytischen Ileus* (Darmlähmung) führen.

Von verschiedenen Autoren wird auf die Möglichkeit hingewiesen, daß auch *Polyarthritiden* und andere chronisch-rheumatische Affektionen sekundär durch aneurinmangelbedingte Magen-Darmstörungen verursacht werden. Jedenfalls ist die häufige Kombination von *Achylie* und *chronischem Gelenkrheumatismus* in diesem Sinne bemerkenswert. VEIL in Jena brachte schon im Jahre 1929 die Verbreitung der rheumatischen Erkrankungen mit dem hohen Konsum von Süßigkeiten in Zusammenhang. Er fand, daß jene Bevölkerung in ihrem gesamten Bindegewebsaufbau am minderwertigsten ist, die am meisten Kuchen und Konditorwaren ißt (GESUNDES LEBEN).

Ganz eindeutig ist es, daß zwischen Gicht und Aneurinmangel eine Beziehung besteht, wie bei der Besprechung der Lenkung des Purinstoffwechsels durch Aneurin bereits erklärt ist. Auch am Herz-Kreislaufsystem kann es bei weiterem Verlauf zu schwersten Störungen kommen, die sich in *EKG-Veränderungen* verschiedenster Art (Senkung von T, ST-Segment, Verlängerung des QRS-Intervalls) äußern; Stauungsinsuffizienz bei normaler Herzgröße bis zur Entwicklung eines *„Beriberiherzens“* mit Dilatation des rechten Ventrikels. *Abnahme der Blutdruckamplitude* durch *Erhöhung des diastolischen Drucks, Herabsetzung der Vitalkapazität*, starken *Anstieg des Venendrucks*, und allen klinischen Zeichen der Insuffizienz mit und ohne *Ödeme*. Die Beziehung von Aneurin zum Wasserhaushalt wurde bereits erwähnt.

Natürlich lassen sich die engen Beziehungen des Aneurins zum Zuckerstoffwechsel am einfachsten am Diabetes mellitus demonstrieren. An diesem Krankheitsbild kann als Schulbeispiel die zentrale Stellung des Zuckerstoffwechsels in der Pathogenese in eindrucksvoller Weise abgelesen werden. Da die Stoffwechselverhältnisse beim Diabetes mellitus aber hinreichend bekannt sind, braucht hierüber nichts gesagt zu werden (siehe auch mein Buch „Diabetes und seine biologische Behandlung“, emu-Verlag).

Weniger bekannt ist aber die Beziehung des Zuckerstoffwechsels zum übrigen endokrinen System. *Steigerung des Grundumsatzes, Thyreotoxikose, Basedow, Hyperfollikulinie* als Begleitumstände des Aneurinmangels sind schon genannt.

Schließlich weist HEILMEYER darauf hin, daß chronischer Aneurinmangel beim Menschen eine hypochrome *Anaemie* mit Anisocytose und Verbreiterung der Price-Jones-Kurve hervorruft, die durch Aneuringaben schnell beseitigt wird.

Überhaupt führen alle Vorgänge im Organismus, die mit einer Steigerung des Grundumsatzes einhergehen, zu einem erhöhten Bedarf an Vitamin B1. Deshalb ist in der Schwangerschaft und bei starker körperlicher Arbeit die Gefahr der B1-Hypovitaminose durch Zuckergenuß besonders groß. Interessant ist in dieser Hinsicht, daß bei Eklampsie die Brenztraubensäurewerte um das 5–10fache der Norm erhöht sind und durch intravenöse Injektionen von Aneurinpyrophosphat (Cocarboxylase) schlagartig normalisiert werden. Auch bei der heute so verbreiteten Wehenschwäche und bei Neigung zu Frühgeburten sind Beziehungen zum Aneurinmangel nachgewiesen. Ebenso steht die Milchproduktion der Wöchnerinnen unter dem Aneurineinfluß, was dadurch erklärt wird, daß Aneurin die lactationshemmende Wirkung des Oestradiols aufhebt. BISKIND stellte fest, daß Menstruationsbeschwerden, Metro- und Menorrhagien und Mastitiden eine schnelle Besserung durch Aneurinzufuhr erfahren.

Da beim Abbau der Kohlenhydrate aber noch andere Vitamine des B-Komplexes, nämlich

Laktoflavin, Pantothensäure, Nikotinsäureamid und Biotin gleichzeitig beteiligt sind und Aneurin auf allen Teilgebieten des Kohlenhydratstoffwechsels mit diesen Vitaminen eng zusammenwirkt, gilt für diese Vitamine praktisch dasselbe wie für Vitamin B1: Zucker erfordert eine vermehrte Zufuhr dieser Vitamine, oder anders ausgedrückt: Zucker erzeugt relative Hypovitaminosen. Die Stoffwechselwirkung von isoliertem Zucker kann also mit Vitaminmangelerscheinungen gleichgesetzt werden. Die klinischen Erscheinungen der Zuckerschädigung entsprechen den klinischen Bildern kombinierter Hypovitaminosen mit allen Folgeerscheinungen. Nach LIPMANN scheinen in einzelnen Phasen des Zuckerstoffwechsels sogar zusammengesetzte Fermente wirksam zu sein, deren Molekül sowohl Aneurin wie Laktoflavin enthält.

Diese Mangelzustände, die im Bereich des Vitamin-B-Komplexes durch den Verzehr von isoliertem Zucker entstehen, geben zu der Berechtigung Anlaß, ihn mit dem für jeden verständlichen Begriff „Vitamin-B-Räuber" zu bezeichnen. Dieser Ausspruch wird von den Vertretern der Zuckerindustrie angegriffen. So kann man z. B. lesen:

„Gelegentlich begegnet man einer so phanta-

stischen Behauptung wie ‚Zucker ist ein Vitaminräuber‘. Das hört sich so an, als ob das Zuckermolekül in den Körper eindringt, Vitamine an sich reißt und dann fluchtartig den Organismus wieder verläßt.“

Nach der Schilderung des tatsächlichen chemischen Ablaufs ist für eine ins Lächerliche gehende Bemerkung dieser Art kein Anlaß. Der Versuch, wissenschaftliche Fakten polemisch zu entwerten, wird damit allzu deutlich.

Ein kurzer Blick auf die physiologisch-chemische Wirkungsweise der anderen am Zuckerstoffwechsel beteiligten Vitamine soll die Vielzahl von Schädigungsmöglichkeiten durch Zukker demonstrieren.

Vitamin B2

– Laktoflavin, Riboflavin –

Wir kommen nun zu der Beziehung von Laktoflavin (auch Vitamin B2 oder Riboflavin genannt) zum Zuckerstoffwechsel. Genauso wie bei Aneurin ist auch beim Laktoflavin von besonderer Wichtigkeit, daß stark kohlenhydrathaltige Kost, wie sie durch reichlichen Zusatz isolierten Zuckers in die Nahrung zustandekommt, den Laktoflavinbedarf steigert und dadurch Laktoflavinmangelsymptome (Ariboflavinose) hervorruft. Im Anschluß an hochdosierte *Traubenzuckerinjektionen* sind akute Flavinmangelzustände beobachtet worden (SYDENSTRICKER-GEESLIN-WEAVER). Um auch die durch Zuckergenuß indirekt entstehenden Laktoflavinmangelsymptome verstehen zu können, ist es notwendig, die physiologisch-chemische Wirkungsweise von Laktoflavin zu betrachten.

Chemische Daten

Laktoflavin findet sich im Tier- und Pflanzenreich meist nicht in der freien Form, sondern in Gestalt von Phosphorsäureestern als *Flavinmono-* oder *-dinukleotid.* Nach Übergang in den menschlichen Organismus wird es an verschiedenen Trägersubstanzen von Eiweißcharakter verankert und so in Form „gelber Fermente“ in den Organen gespeichert. Fermente, in denen Laktoflavin als prosthetische Gruppe vorkommt, sind das gelbe Atmungsferment, die l- und d-Aminosäureoxydase, Fumarsäure-, Aldehyddehydrase, Diaphorase, Diaminoxydase bzw. Histaminase. Sie nehmen in engem Zusammenwirken mit anderen *Fermentsystemen* z.B.

dem Coenzym I und II an den Reduktions- und Oxydationsvorgängen im Kohlenhydrat-, Fett- und Eiweißabbau teil, z. B. an der Umwandlung von Aminosäuren und Zuckern in Fettsäuren. Wegen der Bindung an Phosphorsäureester werden die Wirkungen der gelben Fermente von allen Faktoren aufgehoben, die die Phosphorylierungen verhindern (VERZAR).

Die Fixierung des Laktoflavins unterliegt endokrinen Steuerungen, vorwiegend durch die *Nebennierenrinde.* So hat starke körperliche Arbeit, die die Nebennierenrinde erschöpft, einen gesteigerten Zerfall von gebundenem Flavin in der Leber zur Folge. In dieser Hinsicht wirkt die *Schilddrüse* antagonistisch, indem sie Laktoflavinverarmung der Organe und Ausschwemmung im Urin erzeugt. Da Laktoflavin in der Zelle ausschließlich an Eiweiß gebunden ist, ist der Laktoflavingehalt der Organe auch von der Eiweißversorgung abhängig. Eiweißmangel führt daher zu einer Abnahme der gelben Fermente. Es ist interessant, daß nicht nur starker Zuckergenuß, sondern auch Eiweißmangel in der Nahrung zu Laktoflavinmangelzuständen führen kann, eine wichtige Tatsache, wenn man bedenkt, daß viele Süßigkeitenesser zugleich geringe Fleischesser sind.

Das Laktoflavin ist als Bestandteil der „gelben

Fermente“ für den Ablauf der energieliefernden Oxydationsprozesse in der Zelle unentbehrlich. Es greift katalytisch in den Umsatz aller Nähr- und Baustoffe des Organismus ein (Kohlenhydrate, Fette, Eiweißkörper, Nukleinsäuren). „Diesen Vorgängen liegt ein einheitlicher Wirkungsmechanismus zu Grunde, nämlich die Fähigkeit des als Nukleotid an Eiweiß gebundenen Laktoflavins, Wasserstoff von geeigneten Donatoren (d. h. solchen mit negativem Redoxpotential) aufzunehmen und an Sauerstoff oder andere geeignete Akzeptoren (d. h. solche mit positivem Redoxpotential) weiterzugeben, wobei im Falle des Sauerstoffs H_2O_2 gebildet wird. Die genauere Analyse dieses Transportmechanismus hat ergeben, daß die oxydierbaren Substrate der Zelle meist nicht direkt als Wasserstoffdonatoren für die „gelben Fermente“ dienen, sondern ihren Wasserstoff zunächst an einen Zwischenträger abgeben, welcher ihn dann an das gelbe Ferment weiterreicht; dieser Zwischenträger ist eine der beiden Codehydrasen (Di- und Triphosphopyridinnukleotid), also ein Nukleotid, an dessen Aufbau ein weiteres B-Vitamin, die Nikotinsäure, beteiligt ist. Da die beiden Codehydrasen weitgehend unspezifisch durch die verschiedensten Wasserstoffdonatoren hydriert werden können, wird durch ihre

Einschaltung in den Kettenprozeß des Wasserstofftransports erreicht, daß ein und dasselbe „gelbe Ferment“ den Wasserstoff von sehr verschiedenen Substraten aufnehmen und in einem einheitlichen Oxydationsgang weiterleiten kann. So laufen praktisch alle Oxydationsvorgänge in der Zelle über ein laktoflavinhaltiges System“ (STEPP-KÜHNAU-SCHRÖDER).

Schon aus diesen Tatsachen geht die zentrale Stellung des Laktoflavins für den Zuckerabbau und damit indirekt für den gesamten Organismus hervor. Die meisten der Wasserstoffdonatoren, die durch Vermittlung gelber Fermente oxydiert werden, sind die Zwischenprodukte des Zuckerabbaus. Hierzu gehören Glucose, Apfelsäure, Milchsäure, α-Glycerinphosphorsäure, Triosephosphorsäure, Isozitronensäure und Bernsteinsäure.

Da Zucker ein unentbehrlicher Baustoff jeder Zelle ist, erklärt sich, daß bei Laktoflavinmangel vielfältige Störungen auftreten bzw. daß erhöhter Zuckergenuß relativen Laktoflavinmangel erzeugt.

Bei Diabetes besteht meist ein Laktoflavindefizit. Experimenteller *Laktoflavinmangel* setzt die Glukosetoleranz und den Glykogengehalt der Leber herab und kann in extremen Fällen zu einer *lebensgefährlichen Zuckerverwertungsstö-*

rung mit hypoglykämischen Krämpfen und Koma führen (MORGAN, GROODY, AXELROD, zitiert nach STEPP-KÜHNAU-SCHRÖDER).

Da Laktoflavin als Bestandteil der verschiedenen *Aminosäureoxydasen* für den Eiweißstoffwechsel unentbehrlich ist, wird verständlich, wie durch *Laktoflavinmangel* nicht nur Störungen im Zuckerabbau, sondern auch im Eiweißumsatz auftreten. So wird bei Laktoflavinmangel ein erheblicher Teil der Nahrungsaminosäuren (Tryptophan, Arginin, Histidin, Threonin und Phenylalanin) unverwertet im Urin ausgeschieden.

Laktoflavin hat auch einen spezifischen Einfluß auf die Zellstruktur und die Zellgrenzfläche, was darauf zu beruhen scheint, daß Laktoflavin als Polynukleotid Phosphat reversibel zu binden und durch die Zellmembran hindurchzuschleusen vermag. So ist Laktoflavin an allen aeroben Phosphorylierungen im Gewebe beteiligt.

Ähnlich wie Aneurin ist auch Laktoflavin und Nikotinsäure für die Salzsäurebildung im Magen unentbehrlich. Die Salzsäurebildung ist ein an Grenzflächen gebundener Prozeß, dessen Energie durch Glukoseoxydation mit Hilfe des Fermentsystems der gelben Fermente geliefert wird.

Die Entstehung von hypochromen, microcytären Anaemien bei *Laktoflavinmangel* erklärt sich durch ungenügende Bildung von Eisenporphyrinverbindungen (VANNOTTI).

Eine besondere Beziehung hat Laktoflavin zum Auge; es ist Bestandteil der Hornhaut, Linse, der Chorioidea (Aderhaut) und in hohem Grade der Retina (Netzhaut). Es ist wichtig für das Farbensehen und ist wie das Vitamin A am Dämmerungssehen beteiligt. In den gefäßlosen bzw. gefäßarmen Geweben der Linse und Cornea regelt Laktoflavin die Oxydo-Reduktionsvorgänge. Der reichliche Gehalt der Netzhaut an Laktoflavin spricht für seine Beteiligung am Sehvorgang. Hier spielt eventuell die ihm eigene Fluoreszenz eine Rolle.

Von ganz besonderer Bedeutung ist der Einfluß von Laktoflavin auf die foetale Entwicklung. Bei totalem Flavinmangel kommt es bei Rattenversuchen nicht zur Konzeption (Befruchtung); bei laktoflavinarmer Ernährung während der Gravidität treten zahlreiche Mißbildungen auf; vorwiegend ist die Umwandlung undifferenzierten Mesenchyms in das differenzierte Knochen- und Knorpelskelett gestört, so daß Verkürzungen der Extremitätenknochen, des Unterkiefers, Syndaktylien (Fingerverschmelzungen), Rippenverschmelzungen und

Gaumenspalten auftreten. Auch bei Menschen ist nachgewiesen, daß laktoflavinarme Kost vor und während der Gravidität Neigung zu Fehl-, Früh- und Totgeburten hervorruft.

Das klinische Bild

Aus diesen Daten über den physiologischen Wirkungsmechanismus des Laktoflavins geht die Bedeutung des durch Genuß fabrikzuckerreicher Nahrung entstehenden Laktoflavinmangels zur Genüge hervor. Trotzdem seien die klinischen Erscheinungsformen der Hypolaktoflavinose noch kurz skizziert. An *Allgemeinstörungen* kommt es zum Wachstumsstillstand, Herabsetzung der Gewebsatmung, Verminderung der Fruchtbarkeit, Störungen der Ei- und Embryonalentwicklung. Im einzelnen sind die Hauptkennzeichen Haut- und Schleimhautsymptome, bevorzugt an den Lippen und Mundwinkeln. Anfangs ist die Haut glatt und glänzend, später rissig, es bilden sich nässende, borkig belegte Rhagaden und Fissuren in den Mundwinkeln. Auch an Nasolabialfalten, behaartem Kopf, Brust, an den Schleimhautgrenzen der Nasenöffnung, Augenwinkel, Anus und Vagina kommt es zu Desquamationen und Fissuren, bis schließlich generalisierte, seborrhoische Dermatitiden auftreten. Auch die Schleimhäute im Mund, besonders der Zunge, an Rachen und Speiseröhre beteiligen sich: Stomatitis mit purpurroter Zunge, Atrophie der Papillen. Die Nägel werden brüchig, glanzlos und verhärtet. An den Augen äußert sich der Laktoflavinmangel in Photophobie (Lichtscheu), Brennen und sandigem Gefühl unter den Lidern, rasche Ermüdung, herabgesetzter Sehschärfe, Tränenfluß, Blepharospasmus (Lidkrampf), Vascularisierung der Cornea und Hornhauttrübungen.

Die gastrointestinalen Störungen äußern sich in Resorptionsstörungen mit all ihren Folgen, häufig Durchfälle mit Steatorrhöen (Fettstühle). Auch hier ist wieder auf die Gefahr des Circulus vitiosus hinzuweisen, da auch anfänglich nicht hypovitaminotisch bedingte Darmerkrankungen die Resorption des mit der Nahrung zugeführten und für die normale Darmfunktion wichtigen Laktoflavins verhindern und so zur Entwicklung schwerer Darmstörungen führen können. Die verschlimmernde Wirkung von Süßigkeiten bei diesen Störungen ist bekannt; sie kommt aber nicht nur indirekt durch Verarmung an den entsprechenden Vitaminen zustande, sondern hierbei hat der Zucker auch direkte lokale, krankmachende Einflüsse, worauf weiter unten noch näher eingegangen wird.

Um das Zustandekommen der tiefgreifenden Stoffwechselstörungen, die durch Genuß von Fabrikzucker verursacht werden, besser verstehen zu können, sei nochmals auf die wichtige *Wirkungskoppelung der verschiedenen am Zukkerabbau beteiligten Vitamine des B-Komplexes* hingewiesen: Sowohl Aneurin wie Laktoflavin sind in den entscheidenden Phosphorylierungsvorgängen beteiligt, sie greifen nur an verschiedenen Stellen in die Kette der Zuckerabbauprodukte ein. Ähnliche synergistische Beziehungen bestehen aber auch zwischen Laktoflavin und der Nikotinsäure, indem beide Wirkstoffe gemeinsam an den Dehydrierungsvorgängen in der Zelle teilnehmen. Dies hat zur Folge, daß es infolge einer Konkurrenz der gemeinsam benötigten Phosphatdonatoren und Fermentproteine zu gegenseitigen Verdrängungserscheinungen kommen kann.

Nikotinsäureamid

Chemische Daten

Betrachten wir nun das nächste Vitamin, die Nikotinsäure bzw. Nikotinsäureamid (Niacin oder Pellagraschutzstoff) in seiner Beziehung zum Zuckerstoffwechsel, so ist auch hier für unser Thema von ausschlaggebender Bedeutung, daß die *nikotinsäureamidhaltigen* Pyridinnukleotide (Codehydrasen) die Oxydation von Zwischenprodukten des Zuckerumsatzes katalysieren. Es handelt sich um die Zwischenprodukte Glukose, Glukose-6-phosphat, Triosephosphat, Milchsäure, Apfelsäure usw.; das Verkoppeltsein mit dem übrigen Stoffwechsel geht daraus hervor, daß diese Codehydrasen auch die *Oxydation der Fette* (Fettsäuren, β-Oxybuttersäure) *und der Eiweißkörper* (Glutaminsäure) katalysieren. Außerdem werden sie für die oxydative Umwandlung von *Mineralstoffen* (Nitrit-Nitrat) und von *lipoiden Hormonen* benötigt. So werden z. B. Oestradiol zu Oestron dehydriert und Testosteron zu 17-Ketosteroiden. „Durch Kombination mehrerer solcher Einzeleffekte können besondere Stoffwechselleistungen, z. B. die Umwandlung von Kohlenhydrat in Eiweiß bewirkt oder gefördert werden" (STEPP-KÜHNAU-SCHRÖDER).

Im einzelnen erfüllt *Nikotinsäure* ihre physiologische Aufgabe als prosthetische Gruppe der Fermente Codehydrase I (Diphosphopyridinnukleotid) bzw. II (Triphosphopyridinnukleotid) und anderer Dehydrasen. Die Substratspezifität wird durch die Eiweißträger bestimmt. Diese Fermente nehmen den Wasserstoff der oxydablen Substrate auf und geben ihn an den Laktoflavinanteil eines der „gelben Fermente“ weiter. Hierbei wird das Pyridinnukleotid zu einer Dihydroform reduziert und durch das „gelbe Ferment“ wieder reoxydiert. Dies ist ein Vorgang, der sich am gleichen Molekül Pyridinnukleotid beliebig oft wiederholen kann, wodurch der katalytische Charakter seiner Wirkung bedingt ist. Die Wirkungskoppelung der Pyridinnukleotide und der „gelben Fermente“ bei der Zellatmung erklärt den Synergismus von Laktoflavin und Nikotinsäure, die Ähnlichkeit ihrer Wirkung und die Bedeutung für die Pathogenese bei Störungen im Zuckerstoffwechsel. Die Verhältnisse werden noch interessanter dadurch, daß Nikotinsäureamid nicht nur als Baustein des Codehydrasemoleküls fungiert, sondern auch die Codehydrase I in den Geweben dadurch stabilisiert, daß es ihre Spaltung durch die Diphosphopyridinnukleotid-Nukleosidase (DPN) spezifisch hemmt. Durch diesen von MANN und QUASTEL entdeckten Hemmungseffekt übt das Nikotinsäureamid-Nukleosidase-System eine Art *Selbststeuerung des Kohlenhydratstoffwechsels* in den Geweben aus.

Das klinische Bild

Es ist notwendig, auf diese Einzelheiten hinzuweisen, da ihre Kenntnis unerläßlich ist, um die zentrale Stellung des Zuckerabbaus und seine Bedeutung für Krankheitsentstehungen zu zeigen, wenn in dem feinen und komplizierten System ein Glied in der Kette nicht funktioniert.

Entsprechend der Unentbehrlichkeit der Nikotinsäure für die Vorgänge der Zellatmung sind die klinischen Erscheinungsformen ebenfalls von einer unübersehbaren Vielfältigkeit, wie bei den anderen Vitaminen der B-Gruppe.

Da die Vitaminmangelstörungen, die durch Genuß isolierten Zuckers verursacht sind, sich selten als totales Defizit der B-Vitamine auswirken, sondern lediglich eine Unterbilanz bedingen, interessieren für unsere Frage vorwiegend die Störungen, die durch partielles Nikotinsäuredefizit zustandekommen. Auch diese außerordentlich verbreiteten Störungen werden nur selten als solche erkannt.

„Sie äußern sich zunächst in Müdigkeit, Nervosität, Vergeßlichkeit, Schlaflosigkeit, Hyperaesthesie, Neigung zu Angst- und Erregungszuständen, Appetitverlust, Hautjucken – diese Symptome werden häufig dem Komplex der „vegetativen Stigmatisation“ zugeordnet – später in Nausea, Erbrechen, Speichelfluß, Diarrhöen, Intoleranz gegenüber fetten Speisen, wozu weiterhin Glossitis, Stomatitis, Gingivitis, Pharyngitis, Haut- und Schleimhautpigmentierungen treten können.“ (Gueffroy-Luce, Spies-Higthower-Hubbard, Visco, Villaret-Justin-Besançon-Inbona, zitiert nach Stepp-Kühnau-Schröder).

An der Haut ist besonders die Dermatitis bekannt, die symmetrisch an Händen, Füßen, Hals, Nacken (Casal’scher Kragen) und Gesicht sich ausbreitet. Die Erytheme sind oft mit Schuppen- und Blasen-, Riß-, Geschwürs- und Narbenbildung und sekundärer Infektion verbunden und stellen sich gerne an den dem Licht ausgesetzten Körperteilen ein. Am Nervensystem kann es schließlich zu Ataxie, Reflexstörungen, Lähmungen, epileptischen Anfällen, Bewußtseinstrübungen, manischen und deliranten Verwirrtheitszuständen, mit Rigidität verbundenen Symptomen kommen. Im peripheren Gebiet kommen Paraesthesien (Störungen der Tastempfindung) und Tremor (Zittern) vor. Das anatomische Substrat beruht auf einer Schwellung und Vakuolisierung der Vorderhornzellen, Markscheidendegeneration der Hinterstränge und vorderen und hinteren Wurzeln, Degeneration und Sklerosierung von Ganglienzellen im Gehirn und Sympathicus.

Aber auch das Herz wird bei der *Niacidhypovitaminose* betroffen, denn der Herzmuskel ist durch einen hohen Bedarf an Pyridinnukleotiden ausgezeichnet; dabei ist er auch ein besonders feiner Indikator für den Grad der Nikotinsäureverarmung. Nikotinsäure vergrößert in sehr geringen Konzentrationen die Herzamplitude erheblich und bringt Rhythmusstörungen zum Verschwinden.

Wie Aneurin hat auch die *Nikotinsäure* Beziehung zum Wasserhaushalt, zur Nebennierenrinde und hat einen histaminantagonistischen Effekt, was sich in der Therapie bei Ekzemen, Asthma, Heuschnupfen und anderen allergischen Phaenomenen verwerten läßt. Mit Aneurin und Laktoflavin hat es auch die „Leberschutzwirkung“ gemeinsam, was die große Gefahr der üblichen Traubenzuckertherapie bei Hepatopathien (Leberleiden) besonders deutlich macht.

Pantothensäure

Chemische Daten

Die Bedeutung der Pantothensäure in dieser Hinsicht resultiert aus ihrer bisher am besten bekannten Partialfunktion, ihrer Teilnahme am Aufbau des Coenzyms A. Daraus geht die fundamentale Rolle der Pantothensäure für den ganzen intermediären Stoffwechsel hervor. Die Funktion des Coenzyms A ist die Acetylierung; die „aktive" Essigsäure ist ein obligates Durchgangsprodukt beim Auf- und Abbau der Kohlenhydrate, Fette und Eiweißkörper. Die Essigsäure, die bei der oxydativen Decarboxylierung der Brenztraubensäure, der β-Oxydation der Fettsäuren und dem oxydativen Abbau mehrerer Aminosäuren entsteht, kann für synthetische Zwecke nur verwendet werden, wenn sie in eine aktive energiereiche Form übergeführt wird. Es hat sich ergeben, daß dieses „aktive Acetat" eine Verbindung von Coenzym A und Essigsäure ist. Als Acetyldonatoren für die Bildung von „aktivem Acetat" dienen vor allem Brenztraubensäure, α-Ketoglutarsäure, die Aminosäuren Threonin, Cystin, Glutamin- und Asparaginsäure und wahrscheinlich Fettsäuren. Bei Pantothensäuremangel ist der Abbau dieser Stoffe über die Essigsäurestufe hinaus behindert, so daß es zu einer Anhäufung von Milchsäuren, Essigsäuren und Acetoin kommt. Von den Acetylierungsreaktionen, die der Mitwirkung von Coenzym A bedürfen, ist die Acetylierung von Cholin zu *Acetylcholin*, die Acetylierung von Sulfonamiden, und die Zitronensäurebildung aus Oxalessigsäure und „aktivem Acetat" bedeutungsvoll. „Diese Citrogenase-Reaktion hat als einleitender Vorgang des sogenannten Krebs-Zyklus (Zitronensäure-, Tricarbonsäurezyklus) eine Schlüsselstellung im oxydativen Kohlenhydrat- und Fettstoffwechsel inne" (STEPP-SCHRÖDER-KÜHNAU).

Die Bildung von Hippursäure aus Benzoesäure und Glykokoll erfolgt nur unter Mitwirkung von Coenzym A. Dadurch ist erwiesen, daß die Panthotensäure auch ein unentbehrlicher Katalysator bei der Polypeptid- und Eiweißsynthese ist. Auf diesem Wege übt die Pantothensäure ebenfalls eine „Leberschutzwirkung" aus. Aus dieser Mitwirkung der Pantothensäure an der Eiweißsynthese erklärt sich auch das Ausbleiben der Antikörperbildung gegen Haemagglutinine bei Panthothensäuremangel.

Die enge Beziehung der Pantothensäure zur

Schilddrüse geht daraus hervor, daß die Synthese von Coenzym A aus Pantothensäure die Anwesenheit von Thyroxin erfordert. So erweist sich bei Schilddrüseninsuffizienz die kombinierte Verabfolgung von Thyroxin und Panthothensäure besonders erfolgreich. Ebenso enge Beziehungen bestehen zur Nebennierenrinde: chronischer Pantothensäuremangel führt zu Abnahme der 17-Ketosteroide in der Zona fasciculata und reticularis. Zufuhr von Pantothensäure hat sofortige Neubildung der Rindenlipoide zur Folge. Hier drängen sich Zusammenhänge mit der Zunahme der cortisonbedürftigen Erkrankungen und der Zunahme der Zivilisationsschäden in den Ländern mit gesteigertem Fabrikzucker- und Auszugsmehlkonsum besonders stark auf.

Durch zahlreiche Versuche mit Tierfütterungen ist erwiesen, daß Pantothensäure auf die normale Embryonalentwicklung Einfluß hat; Mangel erzeugt Mißbildungen.

Das klinische Bild

Der zentralen und lebenswichtigen Bedeutung der Pantothensäure im Stoffwechselgeschehen entsprechen im klinischen Bild wieder ungewöhnlich vielseitige Störungen, deren Aufzählung im einzelnen sich erübrigt, da es hier nur um die grundsätzliche Feststellung geht, auf welchen Wegen der Vitamin-B-Raub durch Zuckergenuß zur Auswirkung kommt.

Im Vordergrund der klinischen Erscheinungen stehen entzündliche und degenerative Veränderungen an den Schleimhäuten und Herabsetzung der Resistenz gegen Infekte (Stomatitis, Bronchitis, Bronchopneumonie, Geschwürsbildung). Auf der Haut zeigen sich Dermatosen aller Art; eine spezifische Beziehung besteht zum Ergrauen der Haare. Besonderer Erwähnung bedarf noch das Syndrom der „burning feet" (brennend heiße Füße), das ursprünglich vor allem bei Insassen in Internierungslagern als Zeichen von Unterernährung und Pantothensäuremangel beobachtet wurde. Dieses Syndrom verdient besondere Beachtung, da es in den letzten Jahren eine immer häufiger zu beobachtende Begleiterscheinung von vielen Erkrankungen ist. Es handelt sich um dumpfes anhaltendes Brennen in den Füßen, besonders der Fußsohlen, mit gelegentlichen heftigen blitzartigen Schmerzen in den Unterschenkeln, kombiniert oft mit Hautrötung und später cyanotischer Verfärbung und Desquamation (Schuppenbildung) der Haut. Die Beschwerden treten besonders nachts auf und verschlimmern sich in der Bettwärme zur Unerträglichkeit. Dieses nächtliche Brennen der Füße ist besonders bei alten Leuten häufig („causalgie nocturne spontanée des vieillards“, „pseudoerythromelalgia“).

Biotin

Chemische Daten

Das letzte Vitamin des B-Komplexes, das für den Abbau im Zuckerstoffwechsel von Bedeutung ist, ist das *Biotin* (früher *Vitamin H* genannt). Es verdankt seine biologische Bedeutung der Tatsache, daß es als prosthetische Gruppe eines oder mehrerer Cofermente in den Intermediärstoffwechsel eingreift. Es liegt in den Geweben als nukleotidhaltiger Komplex vor und katalysiert spezifisch bestimmte Teilphasen des Kohlenhydrat-, Fett- und Eiweißstoffwechsels.

Der Abbau der Brenztraubensäure zu dem Durchgangsprodukt Oxalessigsäure oder ihrem Transaminierungsprodukt Asparaginsäure erfordert die Anwesenheit von *Biotin.* Diese Tatsache allein ist schon für unser Problem von großer Wichtigkeit, während in Wirklichkeit die

Funktion des Biotins umfassender ist, indem es nicht nur für die Bildung der als Durchgangsstufen des oxydativen Zuckerstoffwechsels wichtigen Dicarbonsäuren, sondern auch des Harnstoffs und der Purinbasen unentbehrlich ist.

Außerdem begünstigt *Biotin* sowohl die Synthese wie die Veresterung der Fettsäuren, wodurch sich wahrscheinlich das Auftreten seborrhoischer Hauterscheinungen bei Biotinmangel erklärt. Auch für die normale Laktation ist Biotin von Bedeutung.

Das klinische Bild

So gibt auch dieses Vitamin einen Schlüssel für das Verständnis, wie von einer gestörten Stelle des Zuckerstoffwechsels aus sich wie eine Kettenreaktion fast unübersehbare Auswirkungen in alle Teilphasen des Stoffwechsels hinein entwikkeln können.

Die A- bzw. Hypobiotinose äußert sich zunächst in uncharakteristischen *Allgemeinerscheinungen* wie Müdigkeit, Appetitlosigkeit, Übelkeit, Muskelschmerzen, Depressionen, Hyper- und Paraesthesien, als feinschuppige, später fleckig-schuppige Dermatitis, Hyper- und Parakeratosen und Atrophie der Haut. Die Erythrodermia desquamativa Leiner wird als

Abiotinose angesehen. Schließlich wurden bei Biotinmangel Degenerationsvorgänge der Muskulatur, Muskelspasmen, schmerzhafte Gelenkschwellungen, Lähmung der Extremitäten, Herzmuskelnekrosen, degenerative Schädigungen der Thymusdrüse, der Hoden und Nebenhoden, Resistenzherabsetzung gegen Infektionen und mikrocytäre Anaemien beobachtet, Erscheinungen, die deutlich an Aneurinmangel erinnern und für die Zusammenhänge innerhalb des Vitamin-B-Komplexes charakteristisch sind.

Praktische Bedeutung der Ergebnisse der Vitaminforschung

Nachdem nun die Vitaminforschung eine solche Fülle von Hinweisen und Zusammenhängen gefunden hat, ist es sehr verwunderlich, in wie geringem Maße aus diesen Ergebnissen der Vitaminforschung die Schlußfolgerungen für die tägliche Praxis bisher gezogen wurden. **In dem Augenblick, in dem die Forschung klar nachgewiesen hat, daß vermehrter Zuckergenuß gleichbedeutend mit erhöhtem Bedarf an bestimmten Vitaminen der B-Gruppe ist, und daß praktisch der erhöhte Aneurinbedarf bei**

der Durchschnittsernährung des westeuropäischen Menschen nicht ausgeglichen wird, wäre eigentlich eine alarmierende Aufrüttelung der Menschen über die vielseitigen Gefahren, die z. B. im Aneurinmangel durch Zuckergenuß liegen, ein dringendes Gebot der Stunde.

Daß diese Aufklärung bisher nicht in genügendem Maße geschah, hat sicher vielerlei Gründe. Zum Teil mag es daran liegen, daß diese Forschungsergebnisse wirklich nicht bekannt sind, denn von der Forschungsstätte bis an das Krankenbett ist noch ein weiter Weg. Ein weiterer Grund für die Schweigetaktik mag die Angst vor der Reaktion der finanzmächtigen Industrie sein. So sagt STEINIGER: „Der Entdecker eines Infektionskrankheitserregers konnte damit rechnen, Anerkennung und Ehrung zu finden; der Entdecker des ‚Erregers' einer Zivilisationskrankheit muß aber zunächst einmal mit der Geschäftsschädigungsklage der Hersteller rechnen" (zitiert nach KÖTSCHAU). Aus dem 1. Teil dieses Buches geht deutlich hervor, daß in der heutigen Zeit wirtschaftliche Interessen vor den gesundheitlichen Belangen rangieren. Sicher mag es zum Teil auch daran liegen, daß der isolierte Zucker ein Genußmittel ist und „so gut schmeckt", so daß ihm keiner zu nahe treten will und jede Aufklärung auf taube Ohren trifft. Es geht aber nicht an, eine Tatsache zu verschweigen, nur weil man fürchtet, daß sie nicht gerne gehört wird. Ist eine Krankheit durch Nikotingenuß bedingt, so ist es Pflicht des Arztes, den Kranken auf die Gefahren des Rauchens hinzuweisen, unabhängig davon, ob der Patient den Rat befolgt oder nicht. So ist Aufklärung des Volkes über die nachteiligen Wirkungen des Zuckergenusses auf den gesamten Organismus Pflicht eines jeden, der diese Zusammenhänge erkannt hat, gleichgültig ob der einzelne die Ratschläge befolgt oder nicht.

Die Bedeutung dieser Zusammenhänge wird noch dadurch unterstrichen, daß infolge der Abhängigkeitsverhältnisse und Wechselbeziehungen der verschiedenen Vitamine untereinander der längerdauernde Mangel schon an *einem* Vitamin zu einer komplizierten Hypovitaminose führen kann; die Zahl dieser Kranken ist heute – wenn auch meist unerkannt – unendlich groß.

Zuckermenge und Vitamin-B-Bedarf

Die nächste entscheidende Frage ist nun, welche Mengen Zucker notwendig sind, um die beschriebenen hypovitaminotischen Schäden zu setzen, bzw. welche Voraussetzungen erfüllt sein müssen, damit durch Zuckergenuß der Bestand an den besprochenen B-Vitaminen unter das Minimum absinkt. Die Beantwortung dieser Fragen ist wiederum von zwei Faktoren abhängig, einmal von dem eigentlichen Bedarf und zweitens von dem tatsächlichen Gehalt der Nahrung an diesen Stoffen.

Der Bedarf des gesunden Menschen an Aneurin ist keine konstante Größe, er ist von zahlreichen Faktoren abhängig und kann daher zahlenmäßig nur annähernd angegeben werden. Er ist nicht nur um so größer, je mehr Kohlenhydrate zugeführt werden, sondern er steigt auch mit steigender Eiweißzufuhr, während die Zufuhr von Fetten den Aneurinbedarf nicht beeinflußt. Man hat bei der Prüfung zahlreicher Kostformen eine Formel gefunden, die einen Anhaltspunkt für den Tagesbedarf gibt. Der Aneurintagesbedarf scheint gedeckt, wenn der Quotient Q = tägliche Aneurinmenge in Gamma, geteilt durch Tagesverbrauch an Nichtfettkalorien den Wert von mindestens 0,3 aufweist. So wird z. B. für den Abbau von 1 g Zucker 4,1 Gamma Aneurin benötigt (1 Gamma = 1 Millionstel g).

Aneurindefizit in der Nahrung der Durchschnittsbevölkerung – bedrohlich in der Krankenkost

Früher gab für die Bewertung von Nahrungsmitteln die *W-Zahl* (nach WILLIAMS) einen Anhaltspunkt, die so ermittelt wurde, daß man den Quotienten Q für das betreffende Nahrungsmittel errechnete und durch 0,3 dividierte. Heute ist man von dieser Berechnungsgrundlage abgekommen. Nahrungsstoffe, deren W-Zahl unter 1 liegt, sind schlechte B1-Lieferanten und müssen durch Zufuhr vitamin-B1-reicher Nahrungsmittel ergänzt werden. Nahrungsmittel mit einer W-Zahl über 2,5 sind gute B1-Quellen. So ist für unsere spezielle Frage von größter Wichtigkeit, daß Fabrikzucker die W-Zahl 0 hat. Es gibt sonst keine Nahrungsmittel mit einer W-Zahl 0. Selbst das aneurinfreie Weißbrot hat noch eine W-Zahl von 0,8, Weizengrieß von 1,5, während sie bei Vollkornbrot bei 3,2 liegt. Nach Empfehlung der WHO ist als Optimum des Tagesbedarfs von Aneurin 1,5 mg pro Tag (= 0,6 mg pro 1000 Kalorien) angegeben; die praktische Bedeutung dieser Zahlen ist jedoch gering, da der Bedarf von zuviel Faktoren abhängig ist. Nach STEPP-KÜHNAU-SCHRÖDER deckt in Europa und Nordamerika die haushaltsübliche Alltagsnahrung im allgemeinen den Aneurinbedarf nur eben gerade, in vielen Fällen weist sie sogar ein mehr oder weniger ausgesprochenes Aneurindefizit auf. Die große Statistik von STIEBELING 1937 zeigte erstmals, daß der relative Aneuringehalt der Kost, bezogen auf die Nichtfettkalorien (W-Zahl), den Minimalbedürfnissen keineswegs genügte. In Nordamerika ist der Aneuringehalt der Kost von 1840 bis 1940 um 90% zurückgegangen (ELVEHJEM).

Die Ernährung ist durch einen absolut oder relativ unzureichenden Aneuringehalt gekennzeichnet. In England haben ebenfalls zahlreiche Ernährungsforscher (BAKER, LOWRY-PEARSE, MORAN-BOOTH) festgestellt, daß die Bevölkerung der Städte und Industriegebiete stets absolut, meist auch relativ zu wenig Aneurin in der Nahrung aufnimmt: „Für diese Tatsache ist im wesentlichen der ständig zunehmende Anteil vitaminarmer Kohlenhydratträger (Zucker, Weiß- und Graubrot, Produkte aus Auszugsmehl) an der Nahrung verantwortlich zu machen."

„In England ist die tägliche Aneurinzufuhr, die seit dem 15. Jahrhundert 4–5 mg betrug, gleichzeitig mit der Verdrängung eiweiß- und fettreicher tierischer Nahrungsstoffe durch pflanzliche Kohlenhydratträger auf 1 mg und weniger abgesunken“ (DRUMMOND-WILBRAHAM).

Nach CZOK, BRAMSEL und BÜTTNER ergaben die neuesten statistischen Erhebungen in Westdeutschland, daß nur bei 33% der Familien der Bedarf an Vitamin B1 und nur bei 22% der von Vitamin B2 gedeckt war. **Der durchschnittliche B1-Gehalt der Nahrung der Bevölkerung in den zivilisierten Ländern beträgt nur noch 0,8 mg.**

„Das Aneurindefizit betrifft dabei durchaus nicht nur die minderbemittelten Volksschichten. Eine Eigentümlichkeit des Aneurins, durch die es von den anderen Vitaminen abweicht, besteht darin, daß der relative Aneuringehalt der Durchschnittskost in allen daraufhin untersuchten Ländern von der untersten bis zur höchsten Einkommensstufe praktisch gleich bleibt, während der relative Gehalt an anderen Vitaminen mit steigendem Einkommen stark ansteigt. Dies beweist, daß der Aneuringehalt der Kost in den einzelnen Ländern dem Kaloriengehalt ziemlich genau parallel geht und daß die Verbesserung der Aneurinzufuhr mit steigendem Einkommen nur eine scheinbare, durch vermehrte Nahrungsaufnahme bedingt ist, die ein vorhandenes relatives Defizit nicht beseitigt. Die Gefahr des Auftretens von Folgezuständen eines relativen Aneurinmangels ist also (im Gegensatz zu den Verhältnissen beim A-, C- und D-Vitamin) in allen sozialen Schichten etwa gleich groß" (STEPP-KÜHNAU-SCHRÖDER). Was dieselben Autoren über Krankendiäten schreiben, sei wegen der daraus resultierenden Verpflichtung ebenfalls zitiert: „Für den Arzt ist die Tatsache von besonderem Interesse, daß die Ernährung Kranker in geschlossenen Anstalten in vielen Fällen keine ausreichende Aneurinzufuhr garantiert. Die Berechnungen von SCHRÖDER und WITTMANN ergeben, daß eine ganze Reihe von Krankendiäten so wenig Aneurin enthält, daß der Mindestbedarf nicht oder kaum gedeckt wird; dies gilt besonders für Ulcus- und Nierendiäten, für die strenge Diabeteskost, die azidotische Schaukelkost und die cholesterin- und purinfreien Diätformen. Fast noch bedenklicher ist die Feststellung SCHRÖDERS, daß die gewöhnliche Krankenhauskost hinsichtlich ihres Aneuringehaltes oft stark unterwertig ist. Auch daraus geht hervor, daß die B1-Avitaminose eine Gefahr darstellt, mit der in Europa gerechnet werden muß."

Grundsätzlich hat sich an diesen Feststellungen bis heute nichts wesentlich geändert.

Verstärkung der Zuckerschäden durch gleichzeitigen Grau- und Weißmehlgenuß

Angesichts dieser Feststellungen, daß bei der zivilisierten Durchschnittsernährung der Vitamin-B1-Gehalt nicht nur unter dem Optimum liegt, sondern häufig das Minimum kaum erreicht, wird die Gefahr deutlich, die die reichliche Zufuhr eines Nährstoffes wie des Zuckers bringt, der mit seinem hohen Kaloriengehalt und einer W-Zahl von 0 einen hohen Vitamin-B-Bedarf fordert. Die Ungefährlichkeit des steigenden Konsums von Zucker wäre nur dann garantiert, wenn in der übrigen Nahrung weiter Bevölkerungskreise ein Vitamin-B1-Überschuß bestünde, der imstande wäre, den erhöhten Bedarf aufzufangen. Die Situation wird dadurch noch bedenklicher, daß der Verzehr des Vollkornbrotes, das den Hauptlieferanten für B1 darstellt und den Ausgleich für den B1-Mangel durch den wachsenden Zuckerverbrauch herstellen könnte, im gleichen Maße, wie der Zuckerkonsum gestiegen, auf ein Minimum abgesunken ist. Das Vollkornbrot hat dem Weißbrot und Graubrot Platz gemacht. Bekanntlich sitzen die Vitamine im Keim des Getreidekorns, dies gilt sowohl für Aneurin wie für Laktoflavin und Nikotinsäure.

Da der Hauptteil des Vitamin-B-Bedarfs

durch die Getreidekeime gedeckt wird und die Bedarfsdeckung durch andere Nahrungsmittel, die im Vergleich zum Getreidekeim nur sehr geringe Mengen enthalten, ganz in den Hintergrund tritt, steht und fällt natürlich die ausreichende Vitamin-B1-Versorgung mit der Tatsache, ob das Getreidekorn mit oder ohne Keim genossen wird. Da aber die Masse der Bevölkerung Brot aus entkeimtem Getreide genießt, bewegt sich der Aneuringehalt der Durchschnittsnahrung an der unteren Grenze des Minimums (LANG). Bei dieser Situation können schon relativ kleine Zuckermengen genügen, um chronische hypovitaminotische Zustände zu erzeugen, die uns dann als „aetiologisch unklare" Zivilisationsschäden entgegentreten.

Im Auszugsmehl findet sich praktisch kaum Aneurin, wohl aber im Vollkornmehl; im Graubrot steigt der Aneuringehalt mit der Höhe des Ausmahlungsgrades. Entsprechend der Verteilung des Vitamin B1 im Weizenkorn steigt die Kurve zwischen 75 und 85% steil an.

Zwischen 75 und 85% Ausmahlung wird dem Mehl der stark aneurinhaltige Keimling zugeführt, bei noch höherer Ausmahlung gelangt auch die Kleie ins Mehl, die ebenfalls noch stark aneurinhaltig ist. „Zur Deckung des Aneurinbedarfs eignen sich also nur Mehle und Brote mit einem Ausmahlungsgrad von mindestens 85%" (STEPP-KÜHNAU-SCHRÖDER).

Die Kombination von Fabrikzucker und Weißmehl bzw. Graumehl, wie sie in der heute üblichen Kost einen breiten Raum einnimmt, schafft also die Grundlage für eine gefährliche Situation, da keine Reserve an Vitamin B mehr vorliegt. Die Gefahr wird noch deutlicher, wenn man die Tatsache mit einbezieht, daß der Bedarf an den für den Zuckerstoffwechsel nötigen Vitaminen des B-Komplexes bei körperlicher Arbeit, bei Anstrengung, bei Hitze, in der Gravidität und Laktation und bei allen den Grundumsatz steigernden physiologischen und pathologischen Vorgängen beträchtlich ansteigt. In diesen Situationen besteht sowohl beim absoluten wie beim relativen Aneurindefizit die Möglichkeit, daß manifeste Vitamin-B-Mangelsymptome auftreten. „Dies gilt vor allem für den relativen Mangel, der meist übersehen wird, aber wegen der oben geschilderten Beziehung zwischen Aneurinbedarf und Verwertung der Nichtfettkalorien besonders gefährlich ist, während ein absoluter Mangel innerhalb gewisser Grenzen ohne Schaden vertragen werden kann, wenn gleichzeitig die Kalorienzufuhr entsprechend gedrosselt wird" (STEPP-KÜHNAU-SCHRÖDER). Da aber die Zukkerzufuhr gerade das Gegenteil von Drosselung der Kalorienzufuhr bedeutet, zeigt sich wieder die Gefährlichkeit des isolierten Zuckers mit seiner W-Zahl von 0 bei einem gleichzeitig hohen Kaloriengehalt.

Zudem ist zu berücksichtigen, daß die zur Heilung manifester Vitamin-B-Mangelerkrankungen notwendigen Vitamindosen ein Vielfaches der Menge betragen müssen, die man als normale Tagesdosis angegeben hat. „Die Spanne zwischen der eben zur Vermeidung manifester Mangelsymptome notwendigen minimalen und optimalen Vitaminmenge ist beim Aneurin besonders groß" (STEPP-KÜHNAU-SCHRÖDER).

Das Problem des steigenden Konsums von Fabrikzucker kann also nicht isoliert betrachtet werden, sondern bekommt seine Bedeutung erst im Zusammenhang mit der durch Weiß- und Graumehlprodukte verursachten mangelhaften Vitamin-B-Versorgung.

Schäden durch isolierten Zucker in der Literatur

Aus umfangreicher Materialsammlung einige Stimmen bekannter Wissenschaftler

Eine große Zahl namhafter Forscher hat diese Zusammenhänge erkannt. Aus der umfangreichen Literatur sei folgendes zur Unterstreichung des Bisherigen angeführt.

In „Die Grundlagen unserer Ernährung" schreibt ABDERHALDEN: „Die Erfahrung hat gezeigt, daß der Bedarf an Vitamin B1 in engster Beziehung zum Zuckerstoffwechsel steht. Man kann sogar bei ganz normaler Ernährung die Erscheinung der sogenannten B1-Avitaminose hervorrufen, wenn man der Nahrung viel Zucker beifügt."

BÄSSLER, FEKL, LANG: „Über die Korrelation des zu hohen Zuckerkonsums mit Übergewicht, Diabetes, Zahnkaries und möglicherweise auch Arteriosklerose und Herzinfarkt liegen zahlreiche Untersuchungen, insbesondere epidemiologischer Art vor."

BERGMANN, Dr. med. E. K., Zentrum der Kinderheilkunde der Universität Frankfurt, nennt 1975 auf der Internationalen Arbeitstagung „Schulverpflegung“ den Zucker „einen Schwerverbrecher bei der Entstehung der Karies“.

Als weiteren Beleg für den Vitamin-B1-Mangel in der Nahrung breiter Volksmassen berichten BERNHARD und BOLLAG aus der Schweiz, daß wegen der Häufigkeit der B-Hypovitaminosen revitaminisiertes Mehl in größerem Maße in den Handel gebracht wird, in das pro kg Weißmehl 4,18 mg Aneurin, 2,53 mg Laktoflavin und 43,68 mg Niacin zugesetzt wird.

CREMER: „Die Zuckerzufuhr muß so niedrig gehalten werden, daß nicht infolge zu hoher Aufnahme von durch Zucker gelieferter Energie man satt wird, bevor der Bedarf an wichtigen Nährstoffen gedeckt ist – bei Menschen mit unbeherrschter Sucht nach süßen Lebensmitteln die Energiezufuhr höher wird als der Energiebedarf, so daß es zu unerwünschten Körpergewichtszunahmen kommt – die kurzfristige Aufnahme großer Zuckermengen zu einem unerwünscht hohen Anstieg des Blutzuckers und damit zu einer Belastung des Stoffwechsels führt.“

DITSCHUNEIT: „Zucker komplett streichen“ bei Diätkuren übergewichtiger Kinder.

Der durch den Begriff „toxische Gesamtsituation“ bekannt gewordene Toxikologe Prof. Dr.

EICHHOLTZ sagt: „Eine überwältigende klinische Erfahrung weist darauf hin, daß viele Zivilisationskrankheiten durch falsche Ernährung zustande kommen können, der Mensch ist, was er ißt.“ Er zitiert KATSCH, daß man sogar Schoßhündchen durch Überfütterung mit Zucker zukkerkrank machen kann.

ERNÄHRUNGSBERICHT 1972 der Bundesregierung: „Für die starke Zunahme der Diabeteshäufigkeit (ist) vermehrter Zuckerkonsum verantwortlich.“

FRICKER, Prof. Dr. Alfons, ehemaliger Präsident der DGE (Deutsche Gesellschaft für Ernährung), bestätigt im Januar 1975, daß seine Gesellschaft an der Empfehlung im „Ernährungsbericht 69“ festhält „nicht mehr als 60 g Zucker je Tag“.

HÄUPL: Tierversuche mit Zucker haben Erkrankungen hervorgerufen, „die morphologisch mit der Rachitis in Parallele zu setzen sind. Im Bereich des paradentalen Knochens sind bei gesteigerter Zuckerverabreichung bzw. Azidose kalklose Knochenanlagerungen anzutreffen, deren Breite weit über das physiologische Maß hinausgeht“.

„Das große Heer der sogenannten Zivilisationskrankheiten aber nimmt zu und zwar fast von Jahr zu Jahr.“ Als Beispiel gibt HOCHREIN an, daß in der Bundesrepublik im Jahre 1950 80000 Menschen an Herz- und Kreislaufkrankheiten starben und daß schon im Jahr 1952 183000 gezählt wurden. Inzwischen stehen seit Jahrzehnten Herz-Kreislauftote an erster Stelle der Todesstatistik.

JAHNKE, BÄSSLER, MEHNERT, GRIES, SCHÖFFLING im „Ausschuß Ernährung" der Deutschen Diabetes Gesellschaft warnen in einer offiziellen Erklärung vor einer Liberalisierung des Zuckerverbrauchs in der Diabetes-Diät.

KIEFFER, schweizer Ernährungswissenschaftler: „Da dem weißen Zucker das nötige Chrom fehlt, fördert er auf dem Umweg über das Insulin die Gewichtszunahme. Zucker fördert aber auch noch auf anderem Wege den Fettansatz. Ihm fehlen sämtliche Ballaststoffe. Das beschleunigt die Resorption und erhöht damit den Insulinpeak. Einige Zeit nach jedem größeren Zuckergenuß wird der Blutzucker durch das viele Insulin auf zu tiefe Werte hinabgedrückt. Das löst ein starkes Appetitgefühl aus."

KLUTHE und ZÜRCHER: „In einer groß angelegten Untersuchungsserie wurde gefunden, daß beim Brustkrebs der Frau neben anderen Nahrungsfaktoren auch eine positive Korrelation zum Zuckerkonsum besteht."

Der namhafte Ernährungswissenschaftler und Forscher Prof. Dr. WERNER KOLLATH bezeichnet den Fabrikzucker im Rahmen der „Ordnung unserer Nahrung“ (Titel seines Buches im Haug-Verlag) als „Präparat“. Vom Präparat sagt er: „Durch die Befreiung von Begleitstoffen wird es einseitig und ist nur für bestimmte, ihm eigentümliche Zwecke geeignet, nicht aber brauchbar, um eine ausschlaggebende Rolle für eine gesunde Ernährung zu bilden“. Er empfiehlt daher Zucker lediglich als Konservierungsmittel (!).

KÜBLER, Prof. Dr. med. W.: „Wer mehr als 100 g Zucker zu sich nimmt, riskiert Darmbeschwerden wie Morbus Crohn, einschließlich Malignomen.“

KÜHNAU, Prof. Dr. med. Joachim, auf einem Fortbildungsseminar der Landesapothekenkammer Hessen, 1972, über statistische Beweise dafür, daß durch die Reduzierung des Zuckerverbrauchs während der letzten Weltkriege die „Karies, Zuckerkrankheit, Gicht und Herzinfarkt als Krankheitsbilder fast zur Wesenlosigkeit zurückgegangen“ seien.

Prof. Dr. Joachim KÜHNAU in „Ernährungsumschau“ 2/76 über die „Unterschiede in der ernährungsphysiologischen Bedeutung pflanzlicher und tierischer Lebensmittel für den Menschen" ... daß sich „Zucker in allen Lebensaltern negativ auf den Organismus auswirkt".

KÜHNAU nennt den reinen Zucker „leere" Kalorien, denen zur richtigen Verdauung die nötigen „Werkzeuge" – Vitamine – mitzuliefern seien.

K. LANG schreibt in „Biochemie der Ernährung": „Die beste Quelle für B1 sind die Getreidekörner. Da sich in der neueren Zeit eine Abkehr von Vollkornerzeugnissen immer stärker bemerkbar macht, und der Thiamingehalt des Mehles mit fallendem Ausmahlungsgrad immer geringer wird, geht die Vitamin-B1-Zufuhr in einem besorgniserregenden Umfang zurück."

LEMBKE, Prof. Andreas, Direktor des Eutiner Instituts für Virusforschung und experimentelle Medizin: „Der Rohrzucker ist überdies wegen seiner kariogenen Wirkung und als Vitamin-B1-Räuber bedenklicher als Fett".

MARTHALER, Zahnärztliches Institut der Universität Zürich, in der Broschüre „Zahnschäden sind vermeidbar": „Der moderne Mensch leidet an Zuckerüberfütterung. Häufiger Zuckerkonsum führt zu Zahnkaries. Zu große Mengen von Zucker fördern Fettleibigkeit, Herz- und Kreislaufkrankheiten und Verarmung der Nahrung".

SCHREIER, Prof. Dr. med.: „Nicht nur Tierversuche, sondern auch Erfahrungen ernstzunehmender Forschungsgruppen haben gezeigt, daß ein hoher Dauerkonsum von Kochzucker die Anlage zur Diabetischen Stoffwechsellage demaskiert. Es gibt viele Gründe, warum die Saccharose-Zufuhr stark reduziert werden sollte."

WOLTERS, Prof. Dr., Staatssekretär, am 9.10.1974 vor dem Bundestag: „Es gibt eine ganze Reihe von wissenschaftlichen Untersuchungen, die zumindest den Kausalzusammenhang zwischen Süßwarenkonsum und der Häufigkeit von Kreislauferkrankungen eindeutig belegen."

ZÖLLNER, WIRTHS, SPRANDEL in „Empfehlungen für die Nährstoffzufuhr" der DGE über Umwandlung überschüssig zugeführter Kohlenhydrate im Fett: „Vor häufigem, überhöhten Zucker- und Süßwaren-Konsum ist besonders zu warnen."

ZÖLLNER, Prof. Dr. Nepomuk, ehemaliger Präsident der DGE (Deutsche Gesellschaft für Ernährung), auf einem Seminar seiner Gesellschaft: „Zucker muß als erstes Nahrungsmittel vom Tisch" (zitiert nach refero-med vom 24.1.1977).

Auch HEUPKE stellte auf dem Therapiekongreß 1960 fest, daß die Durchschnittskost zu wenig Vitamine der B-Gruppe sowie zuviel mineralarme Zucker enthalte.

Wilder berichtet auf einem Kongreß der amerikanischen Gesellschaft für Erforschung der Nerven- und Geisteskrankheiten über seine Ernährungsversuche, die er an 1500 Patienten einer Nervenheilanstalt durchgeführt hat. Die Patienten bekamen eine bis auf den Vitamin-B1-Gehalt gut zusammengesetzte Kost. Bei allen Versuchspersonen traten nach einigen Wochen psychische Störungen auf, die nach Zufütterung von Vitamin B1 in der Kost wieder verschwanden. In seinem Referat wies Wilder ausdrücklich darauf hin, daß der notwendige Tagesbedarf von Vitamin B1 nicht erreicht wird, wenn ausschließlich Weißbrot und Weißmehlerzeugnisse verzehrt werden.

Yudkin, Professor am Queen Elizabeth College, London: **„Wenn sich auch nur ein kleiner Teil dessen, was wir über die Auswirkungen von Zucker gesichert wissen, für irgendeinen anderen Nahrungsmittelzusatz stichhaltig nachweisen ließe, würde dieser Stoff mit Sicherheit verboten werden."**

Yudkin arbeitete jahrelang mit zahlreichen Kollegen und Studenten an der Entwicklung dieser Thesen. Ein Zusammenhang zwischen Zuckergenuß und Diabetes, Übergewicht, Zahnschäden, Herzinfarkt und anderen Wohlstandskrankheiten wurde eindeutig von ihm belegt.

Tendenz, die Gefahren des Zuckers zu bagatellisieren

Trotz der alarmierenden Situation findet man eine zunehmende Tendenz, die wissenschaftlichen Ergebnisse zu bagatellisieren. So schreibt z. B. GLATZEL in dem „Verbraucherdienst“: „Selbstverständlich liegt der Vitamin-B1-Verzehr eines Teils der Bevölkerung unter dem Mittelwert. Daß unsere Kost trotzdem genügend Vitamin B1 enthält, zeigen die ärztlichen Erfahrungen. Es gibt heute in Deutschland keine körperlichen oder seelischen Störungen, die durch Vitamin B1 wirksam bekämpft werden können (!). Es gibt, mit anderen Worten, keine Anhaltspunkte für eine unzureichende Vitamin-B1-Versorgung, die der sachkundigen Kritik standhalten könnte (!).“ Wo bleibt bei dieser Schlußfolgerung die Sachkunde und die Logik? Wenn die Zufuhr von Vitamin B1 eine Krankheit nicht heilt, so kann doch auch der Schluß gezogen werden, daß die Erkrankung nicht nur auf einem Mangel an Vitamin B1 allein beruht, sondern daß auch noch andere Vitamine und Vitalstoffe fehlen. LINTZEL spricht in seiner für die Zuckerindustrie verfaßten Reklamebroschüre sogar von 60 Hilfsstoffen, die für die Umwandlung des Zuckers notwendig wären.

Aus dem therapeutischen Versagen der Zufuhr von Vitamin B1 allein den Schluß zu ziehen, daß die Bevölkerung in den zivilisierten Ländern ausreichend mit Vitamin B1 versorgt sei, im gleichen Satz aber zuzugeben, daß die Vitamin-B1-Versorgung eines Teils der Bevölkerung selbstverständlich ungenügend wäre, ist nicht nur unverständlich, sondern absurd.

Aus dem bisher Dargestellten ist einwandfrei zu erkennen, daß ein wesentlicher Unterschied besteht zwischen der physiologischen Wirkung von reinem Zucker und einem natürlichen zukkerhaltigen Lebensmittel. Es ist deshalb unverständlich und dem Stand der modernen Forschung nicht mehr adaequat, wenn der Begriff des „natürlichen" Lebensmittels im Gegensatz zum chemisch reinen Einzelstoff von seiten mancher physiologischen Chemiker mit Eifer bekämpft wird. So sagt zum Beispiel GLATZEL wörtlich: „Die Behauptung, Fabrikzucker führe zu ‚Störungen der Fermentsysteme', beruht nicht auf sorgfältigen Beobachtungen von kritischen, sachkundigen und erfahrenen Ärzten, sondern auf unrichtig gedeuteten Einzelfeststellungen und philosophischen und magischen Vorstellungen von Natürlichkeit, die mit Inbrunst geglaubt und mit Fanatismus verkündet werden."

Es ist aber keineswegs berechtigt, die ganz nüchternen Ergebnisse einer unermüdlichen Kleinarbeit, wie sie die Vitaminforschung in Klinik und Laboratorium und die exakten Beobachtungen unzähliger Ärzte am Krankenbett gebracht haben, mit den Worten „Fanatismus, Glaube und magische Vorstellungen“ zu entwerten. Im Gegenteil, es ist im Zeitalter der Vitaminforschung unverantwortlich, den Unterschied zwischen einem chemisch reinen vitamin- und mineralstofffreien Stoff und einem ganzheitlichen Lebensmittel, das alle lebensnotwendigen Bestandteile enthält, zu leugnen. Ebensowenig ist es angängig, sich zu sträuben, die Konsequenzen zu ziehen, die aus diesem Unterschied resultieren. Ein gerechtes Urteil aber ist nur möglich auf dem Boden soliden Wissens.

In einer anderen Arbeit, die sich mit der Entstehung der Zahnkaries befaßt, gibt GLATZEL ohne weiteres zu, daß mit dem Einzug des Fabrikzuckers und des feinen Weizenbrotes auch die Karies ihren Einzug hält. Er sagt ferner, die Feststellung, daß mit dem Übergang von Primitivkost auf Zivilisationskost die Kariesfrequenz ansteigt, sei tatsächlich von großer Bedeutung: „Dort, wo es kein Brot und keinen Zucker (gemeint ist isolierter Fabrikzucker) gibt, sind die Zähne gut.“

Bei Zuckersymposien finden sich verständlicherweise auch Wissenschaftler, die das Zukkerproblem bagatellisieren, indem sie es auf eine rein chemisch-analytische Ebene bringen. Ein klassisches Beispiel dafür sind die Deduktionen von Prof. Karl-Heinz BÄSSLER, dessen Ausführungen in den Sätzen gipfeln, ein Märchen aus uralten Zeiten sei die Steigerung des Thiaminbedarfs durch Zucker, wohl aber könne die Resorption von Vitaminen und Spurenelementen behindert werden, wenn man einer inadäquat zusammengesetzten Nahrung isolierte Ballaststoffe zusetze.

Und hier liegt ja gerade das Wesentliche des Problems, daß die Kost des zivilisierten Bürgers inadäquat zusammengesetzt ist. Im einzelnen begründet er es damit, daß „Thiaminpyrophosphat (Th PP) Coenzym der Transketolase und der Pyruvatoxidase ist, also von Enzymen des Kohlenhydratstoffwechsels. Es wird aber vergessen, daß Th PP auch Coenzym der α-Ketoglutaroxidase ist, die am Endabbau nicht nur der Kohlenhydrate, sondern ebenso der Fette und der Aminosäuren beteiligt ist".

Diese Vorgänge sind seit langem bekannt und keineswegs „vergessen", aber kein Beweis für die Harmlosigkeit des Zuckerverzehrs.

Zucker und Zahnkaries

Die Literatur, die den Zusammenhang zwischen vermehrtem Verzehr von Fabrikzucker, Auszugsmehl und der Zahnkaries unter Beweis stellt, ist so umfangreich, daß an diesen Beziehungen heute keinerlei Zweifel mehr besteht. Nur über den Modus der Genese bestehen noch uneinheitliche Auffassungen. Die „Mechanisten" sehen die Ursache in rein örtlichen und physikalischen Einflüssen des Zuckers und Auszugsmehls auf die Bakterienflora und den Zahn, indem sie der Haftfähigkeit und Klebrigkeit der süßen Speisen große Bedeutung zumessen. Selbstverständlich kommt es infolge der stärkeren „Reinigung" der Kohlenhydratträger der Zivilisationskost (Fabrikzucker und Auszugsmehl) zu einer vermehrten Klebrigkeit und Haftfähigkeit der süßen Speisen und außerdem zu einer geringeren scheuernden und reinigenden Wirkung als bei groben natürlichen Lebensmitteln. Wenn diese örtlichen Verhältnisse sicher auch eine gewisse Rolle spielen mögen, so liegt doch der Hauptfaktor in den Störungen des intermediären Stoffwechsels, wie es aus der Besprechung der Vitaminmangelzustände eindeutig erkennbar ist. Für die grundsätzliche Frage der Kariesbeziehung zum Zucker- und Auszugsmehlverzehr spielen aber Einzelheiten innerhalb der Kausalkette eine untergeordnete Rolle. Immerhin ist es interessant, daß auch von der mechanischen Seite her betrachtet keinerlei Berechtigung besteht, die Fabrikzuckerarten mit natürlichen kohlenhydrathaltigen Lebensmitteln gleichzusetzen.

Was die umfangreiche Literatur über Zahnkaries durch Zucker- und Auszugsmehlgenuß betrifft, so sei auf die Literaturangaben am Schluß hingewiesen. Es ist unmöglich, jede einzelne Arbeit hier anzuführen. Einer besonderen Erwähnung bedürfen einige Standardarbeiten wie die von Price, Mc Carrison, Katase, Roos und Albert v. Haller, Cleave, Campbell, Yudkin, Kollath, Schnitzer u. a. m.

In geradezu klassischer Weise führt der amerikanische Zahnarzt Price den unumstößlichen Beweis, daß der Gebißverfall und die anderen parallel gehenden Degenerationserscheinungen ernährungsbedingt sind. Wir müssen Albert v. Haller besonders dankbar dafür sein, daß er diese gründlichen Untersuchungsergebnisse in seinem packenden Buch „Gefährdete Menschheit“ dem Arzt zugänglich gemacht hat.

Betrachtet man die Zahnkaries lediglich als ein (äußerlich leicht feststellbares) Symptom dafür, daß der ganze Organismus geschädigt wurde, so ist es selbstverständlich, daß parallel zu der rapiden Steigerung des Gebißverfalls auch eine Zunahme anderer Körperschäden beobachtet wird, die ebenfalls als Zivilisationsschäden anzusprechen sind und bei deren Entstehung Fabrikzukker und Auszugsmehl eine entscheidende Rolle spielen. Hierher gehört die alarmierende Zunahme der Stoffwechselstörungen, Zuckerkrankheit, Fettsucht, der Kollagenosen, des rheumatischen Formenkreises, einer Fülle von Magen-, Darm-, Leber- und Gallenstörungen, Verstopfung, Gefäßkrankheiten, Herz- und Kreislaufstörungen, Hauterkrankungen, Krebs usw.

Auch PROELL verdanken wir Bilder von Rattenzähnen, auf denen die Geschichte einer Störung des Stoffwechsels abzulesen ist. Bei den Versuchen genügte ein Zusatz von 5 g isoliertem Zucker am Tag zum üblichen Futter, um eine gesunde Zahnbildung unmöglich zu machen. Der Querschnitt dieser Zähne zeigt, wie die regelmäßig verlaufenden Dentinkanälchen dikker werden und ein unregelmäßiges Flockenmuster bilden. Dazu löst sich die obere Schmelzschicht auf.

RALPH BIRCHER berichtet von einer Untersuchung an 102000 Schulkindern in Toronto, von denen fast 80000 an Zahnverfall litten,

4000 hatten schon Parodontose. „Die Mehrzahl der Kinder bekommt keine Vollkorngerichte. Dafür bekommen sie massenhaft Fleisch. Fast die Hälfte der Kinder konsumiert neben den Mahlzeiten reichlich alle Arten von Kuchen, Bonbons und süßen Getränken." „Die Zerstörung in den Mündern der Kanadier ist ‚shocking' und wird immer schlimmer."

GOLDSWORTHY, GILLHAM und LENNON berichten von einem überaus bedeutungsvollen Ernährungsversuch, der ein volles Jahrzehnt in Australien durchgeführt wurde (Refer. in Du und die Welt). „Alle Kinder des Staates Neu-Südwales (3,5 Mill. Einwohner) im Alter von 2–12 Jahren wurden einer Gebißuntersuchung unterzogen. Ihr Frühstück bestand aus Hafergrütze, Weizenfeinmehl und viel weißem Zukker und Milch. Meist kamen Konfitüre und Brot dazu. Die älteren Kinder erhielten überdies Fleisch, selten dazu Früchte und Obstsäfte. Am Vormittag nahmen die Kinder ein gestrichenes Brot, ein Stück Keks und Leckereien zu sich. Das Mittagessen war reich an verfeinerten Kohlenhydraten (Kuchen, Biskuit usw.). Gewöhnlich tranken die Schüler gesüßte Limonade dazu. Auf dem Heimweg kauften sie sich alle Eis. Zu Hause warteten Brote aus Weißmehl und gezukkerter Tee auf sie. Die abendliche Hauptmahlzeit bestand im allgemeinen aus Fleisch, Gemüse und Süßspeisen manchmal mit gezuckertem Butterbrot. Vor der Bettruhe nahmen die älteren Schüler häufig noch ein gesüßtes Getränk zu sich. 89,7% dieser Schüler hatten zerstörte bleibende, 95,9% schadhafte Milchzähne. Auf ein Kind trafen im Durchschnitt 6,6 zerstörte Zähne.

Diesen Ergebnissen stehen Untersuchungen an 86 Kindern gegenüber, die in einem Heim großgezogen und auf andere Weise ernährt wurden. Gänzlich verbannt aus ihrer Ernährung waren der weiße Zucker und verfeinerte Kohlenhydrate. Das Frühstück bestand aus einigen Blättern Salat, zerkleinertem Kohl und anderen Rohgemüsen, Vollkornbrot mit Erdnußbutter, Nüssen und mit Melasse gesüßter Milch. Mittags gab es das gleiche, dazu Sojabohnen, Zwiebeln, Milchprodukte mit Ananasscheiben, bestreut mit gemahlenen Weizenkörnern als Nachspeise. Zum Nachtmahl gab es rohes Obst und rohes Gemüse und ein großes Stück Käse sowie ungezuckerte Früchte in Gelee mit Schlagrahm, ab und zu ein Ei. Bei diesen Kindern wurde weniger als ein Zehntel an schadhaften Zähnen gefunden als bei der übrigen Bevölkerung. Durchschnittlich hatte ein Kind 1 oder 2 schadhafte Zähne, wobei diese Schäden wesentlich geringer und leichter zu behandeln waren als bei den anderen.

In diesem Zusammenhang sei auch die „Michiganuntersuchung“ erwähnt. In großen Kinderheimen Amerikas wurden Kinder folgendermaßen ernährt: Sie bekamen viel Gemüse, davon einen Teil als Rohsalat, täglich frisches Obst, wenig Fleisch und fast gar keinen Fabrikzucker. Dabei hatten fast alle Kinder völlig gesunde Zähne. Nun wurde während 5 Monaten jedem Kind eine tägliche Fabrikzuckerzulage von 200 g in Süßspeisen gereicht. Am Ende der 5 Monate waren 44% der Kinder an Zahnkaries erkrankt. Dann ließ man die Zuckerzulage wieder weg, und die Karies kam zum Stillstand.

MÜHLEMANN vom Zahnärztlichen Institut der Universität Zürich sagt: „Es besteht absolut kein Zweifel, daß eine erhöhte Zuckerzufuhr, insbesondere in Form von Zwischenmahlzeiten, Leckereien usw. die beste und zuverlässigste Methode ist, ein Gebiß zu zerstören. Eine grundlegende Arbeit ist die bekannte VIPEHOLM-STUDIE.“

BÜTTNER berichtet auf der Deutschen Therapiewoche 1960, daß schwedische Forscher in umfangreichen Untersuchungen nachweisen konnten, daß der Verzehr von isoliertem Zucker vermehrte Karies hervorrufen kann.

Mansbridge berichtet 1960 aus England über die Wirkung der Mundhygiene und des Süßigkeitsgenusses auf den Zahnkariesbefall. Ein größerer Verzehr von Süßigkeiten und Schokolade war signifikant mit einer Erhöhung des Zahnkariesbefalls verbunden.

Ernährungsbericht der Bundesregierung 1976: „Ohne Zucker keine Karies".

Selbst zuckerfreundlich eingestellte Wissenschaftler leugnen nicht den Zusammenhang zwischen Zuckerverzehr und Zahnkaries, wenn dann auch abgeschwächt bekundet wird, daß es weniger auf die Gesamtmenge an Zucker ankomme als auf die Häufigkeit der Zufuhr.

Die Aktion Eben-Ezer

Ich konnte die Wirkung einer fabrikzuckerfreien vollwertigen Ernährung auf den Gebißzustand in einem groß angelegten Experiment zeigen. 506 Pfleglinge der Anstalt Eben-Ezer für Geistesschwache und Epileptiker bekamen seit 1947 als Brot ausschließlich Vollkornbrot. Außerdem wurde darauf geachtet, daß möglichst wenig Auszugsmehlprodukte als Teigwaren verwendet wurden. Fabrikzucker wurde erheblich eingeschränkt. Vor dem Hauptgericht gab es eine Frischkostzulage als Obst oder in Salatform, oder sie wurde als Beimengung von Rohgemüse in das gekochte Gemüse zugegeben. Dies ist eine Darreichungsform, die in Großküchen bei Gemeinschaftsverpflegung eine Frischkostzulage ohne großen Aufwand an Mühe und Personal ermöglicht. Erst in den letzten Jahren wurde die tägliche Verabreichung eines Frischkornbreis eingeführt. Da ein Teil der Pfleglinge auch Urlaub erhielt und durch Besuche und Päckchen in den Besitz von Eßwaren kam, die sonst gemieden wurden, war die Durchführung der Ernährungsgrundsätze nicht so strikt möglich wie bei meinen Versuchen im Krankenhaus. Trotzdem bestand in der Ernährung der Anstaltspfleglinge im Vergleich zur übrigen Bevölkerung ein erheblicher Unterschied, und zwar gerade bezüglich der Auszugsmehle und des Fabrikzuckers.

Die Auswertung des statistischen Materials zeigte eindeutig, daß der Befall mit Zahnkaries um so geringer war, je länger die einzelnen Pfleglinge in der Anstalt lebten bzw. um so stärker, je länger sie vorher außerhalb der Anstalt gelebt hatten. Insgesamt ergab sich, daß von den 506 Untersuchten 213 ein völlig intaktes Gebiß hatten, also 41 Prozent, und weitere 74, das sind 14 Prozent, ein fast intaktes Kauorgan, so daß sich die hohe Prozentzahl von 55 Prozent der Untersuchten mit gesunden Zähnen fand.

Wenn man sich vergegenwärtigt, daß nach den Statistiken der Kariesbefall sonst schon bei Zehnjährigen mit 98% angegeben wird, so ist die Prozentzahl von 55 Prozent Zahngesunden unter den anders ernährten Pfleglingen ein eindrucksvolles Ergebnis. Bei einer kleinen Gruppe von 3- bis 6jährigen Pfleglingen war der Unterschied noch augenfälliger: 90 Prozent hatten ein intaktes Gebiß, die restlichen 10 Prozent hatten nur an 2 bis 4 Kauflächen einen Schaden. Demgegenüber gibt Dr. Schnitzer einen Kariesbefall von 97% bei 3- bis 6jährigen in der freien Bevölkerung an. Unter den 7- bis 10jährigen fanden sich in der Anstalt Eben-Ezer 60% mit gesunden Zähnen, von den restlichen 40% hatte die Hälfte nur an 2 bis 4 Kauflächen Schäden, und nur 20% hatten mehr als 4 Gebißschäden.

Auch hier steht ein 98prozentiger Kariesbefall der Gleichaltrigen in der freien Bevölkerung gegenüber. Es ist zwar bekannt, daß Geistesschwache durchschnittlich weniger von Karies befallen sind als geistig Normale; trotzdem lagen die Zahlen der Zahngesunden in Eben-Ezer signifikant über dem Durchschnitt üblich ernährter Schwachsinniger. Diese Ergebnisse sind das Resultat von Beobachtungen über einen Zeitraum von 1947–1974.

Die Aktion Mönchweiler

In diesem Zusammenhang sei noch auf ein ähnliches Experiment hingewiesen, das der Zahnarzt Dr. Schnitzer im Jahr 1964 begonnen hat und das als „Aktion Mönchweiler" bekannt geworden ist.

In der kleinen Gemeinde Mönchweiler im Schwarzwald hat er sämtliche Zähne der Kinder registriert und anschließend einen Aufklärungsfeldzug über die Ursachen der Zahnkaries begonnen. Die Eltern und Geschäftsleute wurden durch Vorträge und Rundschreiben und die Kinder durch Unterricht in der Schule darüber aufgeklärt, daß Fabrikzucker und Auszugsmehle die Hauptursachen der Zahnkaries sind. Die Aktion wurde durch praktische Anleitung in der Herstellung von Vollkorngerichten und der Zubereitung vitalstoffreicher Kost unterstützt, und für das Angebot von Vollkornbrot und Vollkorngebäck durch Anleitung und Unterrichtung der Bäkker wurde gesorgt.

Nach 5 Jahren war folgender Rückgang erfolgt. Vollständig erfaßte Jahrgänge:
10–14jährige = 36,5% Rückgang
6–10jährige = 31% Rückgang
Freiwillig erfaßte Jahrgänge:
(Rückgang, der bei echtem Interesse aller Eltern erzielt werden kann)
3–6jährige = 86,5%
1–3jährige = 100%

Trotz dieser erdrückenden Beweise wird bei der Bekämpfung der Zahnkaries weiterhin zu symptomatischen Vorsorgemaßnahmen gegriffen. Die Fluoridierungskampagnen – schon längst als raffinierter Betrug entlarvt (siehe meine Dokumentation „Vorsicht Fluor“, emu-Verlag) – werden immer wieder mit Scheinargumenten angefacht, um den eigentlichen Zahnkiller Zukker aus der Schußlinie zu nehmen.

Das Bundesgesundheitsamt (Prof. Bergmann) erstellte über die von mir gegründete Gesellschaft für Gesundheitsberatung GGB e.V. zum Beispiel ein diffamierendes Gutachten und brachte es bundesweit in Umlauf, da die GGB maßgeblich an der Aufdeckung des Fluorskandals beteiligt war. Persönlich zur Rede gestellt, gab Bergmann die Unwahrheiten in Zeugengegenwart notgedrungen als „Irrtümer“ zu.

Zahnkaries ist keine Fluormangelkrankheit, sondern entsteht ausschließlich durch Fehlernährung, durch den Verzehr der raffinierten Kohlenhydrate, speziell Fabrikzucker. Sie kann nur eingedämmt werden durch Ausschaltung der Ursachen und nicht durch Verabreichung eines giftigen Medikaments in Form von Fluortabletten, fluoridhaltigen Zahnpasten und sogenannten Fluorlacken.

Fluoride sind Breitbandenzymgifte. Es kommt bei Langzeitanwendung eindeutig zu Spätschäden. Bei Anwendung der Fluorlacke kam es bereits zu einem Todesfall.

Übrigens: Schon **1856** berichtete das Charleston Medical Journal, daß der Forscher M. Larez vor dem Genuß von Süßigkeiten warnte, „besonders von Kindern sollten sie ferngehalten werden". Im Laufe seiner Untersuchungen war er zu folgenden Schlüssen gelangt:

„1. Raffinierter Zucker sowohl von Zuckerrohr als von Rüben ist nachteilig für gesunde Zähne, sei es nun durch unmittelbare Berührung mit diesen Organen oder durch das Liegenbleiben im Magen entwickeltes Gas.
2. Wenn ein Zahn in einer gesättigten Zuckerlösung gebeizt wird, so verändert er sich so sehr in seiner chemischen Composition, daß er gallertartig wird und sein

Email dunkel schwammig und nicht zerbrechlich.

3. Diese Modifikation ist nicht freier Säure zuzuschreiben, sondern einer Neigung des Zuckers, sich mit der kalkigen Basis des Zahnes zu kombinieren. Man sollte daher Kandis und Süßigkeiten so viel als möglich vermeiden. Besonders sollten sie Kindern ferngehalten werden."

Frage: In welchem Umfang fördert unsere heutige Regierung unabhängige Wissenschaftler und deren objektive Forschungen?

Zucker als „Kalkräuber"

KATASE, Direktor des Pathologischen Instituts der Medizinischen Akademie von Osaka, hat in seinem Buch: *„Einfluß der Ernährung auf die Konstitution des Menschen"* u. a. sehr eindrucksvolle Versuche über die Wirkung des isolierten Zuckers auf den jungen, im Wachstum begriffenen Körper veröffentlicht. Die Ergebnisse, die er zusammen mit 40 Mitarbeitern in 10 Jahren gewonnen hat, haben leider nicht die Beachtung gefunden, die ihrer entscheidenden und grundlegenden Bedeutung entsprechen. Was den Zucker betrifft, so war KATASE wie vielen anderen Beobachtern aufgefallen, daß bei Kindern, die reichlich Süßigkeiten genießen, eine „körperliche Schwäche“ auftritt. Dies veranlaßte ihn zu sorgfältig angelegten Zuckerfütterungsversuchen an jungen Tieren. In der ersten Versuchsreihe erhielten junge Kaninchen von 400 bis 900 g Körpergewicht 2–4 g Rohrzucker pro kg Körpergewicht als Zulage zur gewöhnlichen Nahrung und andere Kaninchen 2 ccm einer sterilen Rohrzuckerlösung einmal täglich intravenös. Die Zuckermenge entsprach einem Tagesquantum von 40–60 g für ein Kind von 20–30 kg Körpergewicht. Dieser Zuckerzusatz führte in 146 Tagen zu schweren krankhaften Veränderungen des ganzen Knochensystems in Form von Erweichungen, Verbiegungen, Knikkungen und Brüchen. Die Knochensubstanz wurde so weich, daß sie mit dem Messer leicht schneidbar war. Außerdem wurde eine krankhafte Vergrößerung der Nebenschilddrüse gefunden, was deutlich auf die Störung des Kalkstoffwechsels hinweist. Das Mikroskop zeigte eine Kalkauslaugung der Knochen und „viele Zeichen einer verstärkten Zelltätigkeit, gleichsam einer angstvollen Bemühung zur Abwehr eines unaufhaltsam vordringenden Schadens.“ Es kam zu dem eigentümlichen Resultat der Röhrenknochen, die an das gesteigerte Größenwachstum der akzelerierten modernen Jugend erinnert, die ja unter ähnlichen „Versuchsbedingungen" steht. Ralph BIRCHER brachte diese nur wenig beachteten Versuche wieder in Erinnerung.

In weiteren Versuchen wurde bestimmt, bei welchen kleinsten Zuckermengen die Knochenerkrankung beginnt. Während ¼ g Zucker pro Tag bei Kaninchen noch keinen Schaden erzeugte, trat er bei ½ g schon am 7. Tag, bei 1 g schon am 5. und bei 1½ g schon am 3. Tag auf. „Wenn die Toleranz des Menschen genau dieselbe wäre wie bei den Kaninchen, so wäre es eine Zuckermenge von nur 6 g, welche Kinder von 5–6 Jahren und ca. 20 kg Körpergewicht ohne Schädigung vertragen können. Aus diesem Grunde erscheint es erklärlich, daß die heutigen Kinder, die täglich zu viel Zucker bekommen, in der Mehrzahl körperlich schwach, d. h. asthenisch erscheinen, insbesondere in den größeren Städten. Ich will auf diese eminent wichtige Tatsache, die als ein Produkt der fortschreitenden Zivilisation zu betrachten ist, hinweisen." **Diese Versuche berechtigen in eindeutiger Weise zu der Bezeichnung des Fabrikzuckers als Kalkräuber.** Leider ist heute das Werk von Katase nicht mehr erhältlich. Wer es aus dem Verkehr gezogen haben mag, steht dahin. Dies erinnert an den Vorgang, daß die Bekanntmachung des US-Landwirtschaftsministers vom 27. 8. 81 über aufgetretene Leberschäden bei Ratten nach Verabreichung von Fabrikzucker keine weitere Beachtung fand und spurlos unterging.

Zucker und Arteriosklerose bzw. Herzinfarkt

Die Ursachen des Herzinfarkts und damit auch der Arteriosklerose wurden bekanntlich lange Zeit in dem vermehrten Genuß tierischer Fette und in dem Fehlen hochungesättigter Fettsäuren gesucht. Im Laufe der letzten Jahre wurden aber in zunehmendem Maße Beobachtungen gemacht, die mit der sogenannten Fett-Theorie der Arterioskleroseentstehung im Widerspruch stehen. Es seien einige Beispiele angeführt: Die Höhe des Cholesteringehaltes im Blut geht mit der Menge der verzehrten tierischen Fette nicht parallel, wie nach der Fett-Theorie eigentlich anzunehmen wäre. Es liegen Beobachtungen vor, daß auch bei Vermeidung von tierischen Fetten hohe Cholesterinwerte im Blut vorhanden sind. Bei ungefähr einem Drittel aller Fälle schwerster Arteriosklerose findet sich im Blut keine Vermehrung der Fettstoffe. Und umgekehrt gibt es Fälle von hohen Cholesterinwerten, in denen fettarme Kost völlig wirkungslos bleibt. Die Zufuhr von Fetten mit hohem Anteil von ungesättigten Fettsäuren (naturbelassene pflanzliche Öle) senkt zwar unter bestimmten Voraussetzungen den Cholesterinspiegel, gibt aber keine Garantie für niedrigen Cholesteringehalt des Blutes oder gar für die Verhütung eines Infarktes. Da schließlich Cholesterin im menschlichen Körper nicht nur aus dem zugeführten Fett der Nahrung stammt, sondern da der Organismus imstande ist, selbst Cholesterin herzustellen, verlieren viele Beobachtungen, die scheinbar für eine Beziehung zwischen Verzehr von tierischem Fett und Arteriosklerose sprechen, ihre Beweiskraft.*

Demgegenüber liegen sichere wissenschaftliche Ergebnisse vor, daß bei der Entstehung der Arteriosklerose und ihrer gefürchtetsten Komplikation, dem Herzinfarkt, die raffinierten Kohlenhydrate die ausschlaggebende Rolle spielen. Prof. Yudkin, der Leiter des ernährungswissenschaftlichen Instituts der Londoner Universität, hat an umfangreichen Untersuchungen bei einer größeren Anzahl von Männern im Alter von 45–46 Jahren festgestellt, daß der übermäßige Konsum von Fabrikzucker für die Zunahme des Herzinfarktes verantwortlich ist und nicht eine zu fettreiche Ernährung.

* s. auch „Cholesterin – der lebensnotwendige Stoff", emu-Verlag

In derselben Richtung liegen Untersuchungen des dänischen Nobelpreisträgers Prof. DAM. Er konnte an Goldhamstern Cholesteringallensteine im Experiment erzeugen, wenn er den Tieren kein Fett, dafür aber Kohlenhydrate in Form verschiedener Zucker oder Stärke (Auszugsmehlprodukte) gab. Die Zugabe von Fett verhütete die Cholesterinsteinbildung. Aus diesen Versuchen geht eindeutig hervor, daß die isolierten Kohlenhydrate Zucker und Auszugsmehle für die Entstehung von Cholesteringallensteinen verantwortlich sind und nicht die Fette, wie fälschlicherweise lange angenommen wurde. Es handelt sich bei der Bildung von Gallensteinen um denselben Vorgang der Cholesterinablagerung wie bei der Arteriosklerose.

Dr. LUTZ hat an Hühnerversuchen nachgewiesen, daß kohlenhydratarm ernährte Hühner auch im hohen Alter keine Arteriosklerose bekamen. Bei den kohlenhydratreich ernährten Hühnern lag der Cholesteringehalt in den Hauptschlagadern wesentlich höher als bei den Kontrolltieren.

Diese Forscher haben damit lediglich experimentell bestätigt, was klinische Beobachtungen schon lange zeigten, daß nämlich den Gefäßerkrankungen letzten Endes dieselben Ursachen zugrunde liegen wie den anderen ernährungsbedingten Zivilisationskrankheiten. Ob der Körper imstande ist, die tierischen Fette gefahrlos zu verarbeiten oder nicht, ist davon abhängig, ob der Gesamtstoffwechsel intakt ist. Die Garantie hierfür liegt in einer biologisch-vollwertigen Nahrung. In dieser Erkenntnis liegt auch die Erklärung für die sich widersprechenden Beobachtungen, daß bei verschiedenen Völkern mit gleich hohem Fettverzehr ungleiche Häufigkeit von Arteriosklerose beobachtet wird. Dasselbe gilt auch für die verschiedenen Resultate bei Rattenfütterungsversuchen.

Der Zusammenhang arteriosklerotischer Gefäßschäden mit dem Zuckerstoffwechsel geht auch deutlich daraus hervor, daß 70% aller Zuckerkranken an arteriosklerotischen Komplikationen sterben und daß 90% aller Diabetiker, deren Erkrankung länger als 10 Jahre besteht, eine Arteriosklerose aller Gefäße aufweisen. Wenn ein Zuckerkranker mit seinem Zuckerstoffwechsel nicht richtig eingestellt ist, kommt es zur Fettvermehrung im Blut, die bei guter Einstellung, d. h. bei Einschränkung der Kohlenhydrate, verschwindet, während sie bei Einschränkung der Nahrungsfettmenge nicht zurückgeht. Interessant ist in diesem Zusammenhang auch, daß die Zahl der

Zuckerkranken nach dem 2. Weltkrieg in ähnlicher Weise angestiegen ist wie die Zahl der Infarktfälle.

Auch der geringe Befall mit Arteriosklerose bei den farbigen Völkern (China, Japan, Indonesien, afrikanische Bantuneger und Zulu) und der starke Befall in USA, den nordischen Ländern und Westeuropa mit Einschluß Deutschlands läßt sich mühelos mit dem vermehrten Verbrauch an entkeimten Mehlen und Fabrikzucker erklären, nicht aber mit der Fett-Theorie.

Zucker und Kinderlähmung

Interessant ist in diesem Zusammenhang auch die Beobachtung von B. SANDLER, der in seinem Buch *„Sonderernährung verhütet Kinderlähmung"* (überarbeitete Auflage „Vollwerternährung schützt vor Kinderlähmung und anderen Viruserkrankungen", emu-Verlag) auf die Beziehung zwischen Zuckergenuß und Kinderlähmung hinweist. Zur Prophylaxe müssen in Epidemiezeiten isolierter Zucker und zuckerhaltige Speisen aus der Ernährung ausgeschlossen und der Verbrauch von stärkehaltigen Lebensmitteln eingeschränkt werden.

Bemerkenswert ist in diesem Zusammenhang,

daß eigene Beobachtungen über Jahrzehnte dafür sprechen, daß diese von SANDLER für die Poliomyelitis erkannten Zusammenhänge auch für andere Viruskrankheiten gelten. So setzt die Enthaltung von Fabrikzucker und stärkehaltigen Nahrungsmitteln (Auszugsmehle) während einer Virusepidemie die Anfälligkeit eindeutig herab.

Zucker und Diabetes

Die medizinischen Forscher BATCHELOR und CAMPBELL untersuchten in Natal, Südafrika, Urinproben von 2000 Zuckerrohrarbeitern ohne besondere Auswahl. Dabei fanden sie nur in 3 Fällen Spuren von Traubenzucker, obwohl die Zuckerrohrarbeiter große Mengen von Zuckerrohr kauten – täglich bis zu 2 kg! Dies entspricht etwa der Menge von 350 g isoliertem Haushaltszucker. Einer der Hauptunterschiede in der Kost zwischem den auf dem Lande lebenden Zulus und den in der Stadt wohnenden, bei denen sich die Diabetesrate rasch der des Weißen näherte, bestand im übermäßigen Genuß raffinierter Kohlenhydrate.

Die englischen Forscher CLEAVE und CAMPBELL belegen in ihren exakten Studien, daß der

Diabetes bei Völkern, die noch keine raffinierten Kohlenhydrate verzehren, praktisch nicht vorkommt. Ihre breit angelegten Forschungen betrieben sie vorwiegend in Afrika und Indien. Die Beziehung von Diabetes und Zuckerverzehr in anderen Teilen der Welt stellten sie ebenfalls gründlich und zusammenfassend dar, belegt durch exaktes Material anderer Wissenschaftler.

CLEAVE und CAMPBELL stellten die „Regel der 20 Jahre" auf, die besagt, daß der Kranke vor dem tatsächlichen Ausbruch des Diabetes etwa 20 Jahre falschen Verzehrsgewohnheiten mit raffinierten Kohlenhydraten ausgesetzt ist. Diese Regel gilt selbstverständlich auch für zahlreiche andere ernährungsbedingte Zivilisationskrankheiten wie z. B. Arteriosklerose, Steinbildung, Erkrankungen des Bewegungsapparates.

Man forscht auch heute noch nach den Ursachen des Diabetes, obwohl sie mit Sicherheit schon seit Jahrzehnten bekannt sind. Meine ärztliche Erfahrung in Klinik und Praxis zeigt eindeutig, daß Diabetes zwar nicht mehr heilbar ist, weil der Patient bereits zu spät kommt. Wenn er jedoch die Ursachen seiner Krankheit meidet, also eine falsche Nahrung mit raffinierten Kohlenhydraten, zeigt es sich, daß er weitgehend beschwerdefrei leben kann, oftmals sogar unabhängig von täglichen Insulingaben (Näheres siehe mein Buch „Diabetes und seine biologische Behandlung", emu-Verlag).

Zucker und Fettsucht

In der medizinischen Literatur ist bereits seit Jahrzehnten belegt, daß raffinierter Zucker zur Fettsucht führen kann, insbesondere in Kombination mit Auszugsmehlen.

Meidet der Patient die krankmachenden Ursachen, erreicht er eindeutig sein Normalgewicht und kann dies bei Beachtung der vitalstoffreichen Vollwertkost sein Leben lang halten. Meine klinischen Erfahrungen habe ich in dem Buch „Idealgewicht ohne Hungerkur" (emu-Verlag) aufgezeichnet. Die dort gemachten Ausführungen gelten ohne Ausnahme.

Zucker und Akne

Für die Behandlung der Akne vulgaris wird allgemein auf die günstige Wirkung des Verbotes von Schokolade, Zucker und Süßigkeiten hingewiesen (Plöger). Mehr als 40jährige Beobachtungen in meiner Sprechstunde bestätigen diese Angaben.

Zucker und Magengeschwüre

Über den Einfluß des isolierten Zuckers auf die Entstehung von Magengeschwüren wird 1960 im Lancet berichtet; eine Statistik ergab, daß alle Ulcuspatienten aus Stadt und Land mehr Süßigkeiten zu sich nahmen als Kontrollpersonen gleichen Geschlechts und Alters. Vielleicht ist hier außer der indirekten Schädigung des Stoffwechsels durch den Zucker die lokale Einwirkung von Bedeutung wie bei der Zahnkaries. Denn es ist bekannt, daß sowohl Rohrzucker wie Traubenzucker örtlich eine Schleimhautreizung verursachen. Isolierter Zucker lockt Säure genauso wie Eiweiß. Es besteht jedoch insofern ein erheblicher Unterschied, daß Eiweiß die Säure bindet, während dies beim Zucker nicht der Fall ist. Damit erklärt sich die Ulcusbildung durch Zucker.

Zucker und Krebs

Die im selben Maße wie die Zivilisationsschäden zunehmende Häufigkeit des Krebses läßt daran denken, daß Ernährungsfragen und speziell die Zunahme von Auszugsmehl und Fabrikzuckerarten, die ja das Hauptkennzeichen der Zivilisationskost sind, mit der ständigen Zunahme der Krebserkrankungen in engem Zusammenhang stehen. Bei der direkten Beziehung des Vitamin-B-Komplexes zu den Atmungsfermenten liegt diese Schlußfolgerung direkt auf der Hand. Um so interessanter sind in dieser Beziehung die Versuchsergebnisse von LEUPOLD, über die er in seinem Buch *„Die Bedeutung des Blutchemismus, besonders in Beziehung zu Tumorbildung und Tumorabbau"* berichtet. Es ist ihm gelungen, bei Kaninchen, bei denen Spontantumoren außerordentlich selten sind, durch Veränderungen des Systems Cholesterin/Zucker/Lipoidphosphor (Ch/Z/P) durch parenterale Injektionen bestimmter Cholesterin-Lecithin-Salzgemische Tumoren zu erzeugen. Ausschlaggebend für die Entstehung von Tumoren ist der Kurvenverlauf in den ersten 3–5 Stunden nach der Injektion. Es kommt jedesmal zur Tumorbildung, wenn das System Ch/Z/P einen Abfall zeigt; umgekehrt kommt es bei bereits vorhandenem Tumor zum Geschwulstabbau, wenn das System in den ersten 3–5 Stunden ansteigt. Die Bedeutung des Blutzuckers – allerdings im Verhältnis zum Cholesterin und Phosphor – geht aus diesen Versuchen eindeutig hervor. Für die Carcinombehandlung bei Menschen spielen diese Tatsachen insofern eine Rolle, als Zuckergenuß während der Carcinombehandlung nach Leupold eine Systembewegung des Ch/Z/P auslöst, die zum Wachstum des Tumors führt. Die experimentellen Beobachtungen sprechen eindeutig für die wichtige Rolle des isolierten Zukkers in der Krebsentstehung.

Zucker und Resorptionsgeschwindigkeit

Wenn es darum geht, weitere Unterschiede zu zeigen, die zwischen reinem Zucker und einem kohlenhydrathaltigen Lebensmittel bestehen, so sind in dieser Hinsicht auch Beobachtungen von Interesse, aus denen die Bedeutung der *Geschwindigkeit der Nahrungsresorption* für den Intermediärstoffwechsel hervorgeht. Cohn und Joseph berichten von Tierfütterungen, wobei Einnahme von vollständigen Mahlzeiten in größeren Zeitabständen erheblich andere Vorgänge im intermediären Stoffwechsel auslösen, als häufige Einnahmen kleinerer Nahrungsmengen. Im ersten Fall kam es beim Überfluten des Organismus mit Kalorien z. B. zu Fettleibigkeit, was mit einer Reaktion des Enzymsystems auf die verschieden rasche Zufuhr von Kalorien erklärt werden kann. Jedenfalls geht auch aus diesen Beobachtungen hervor, daß die Zufuhr eines schnell resorbierbaren isolierten Zuckers nicht dieselbe Wirkung hat wie ein langsam resorbierbares kohlenhydrathaltiges Lebensmittel.

Zucker und Leberschäden

Schließlich ist für das Zustandekommen der Leberverfettung durch Zucker die Beobachtung von C. H. Best von Wichtigkeit. Anläßlich der Prüfung, ob dem Alkohol eine spezifische Wirkung auf die Leberzelle zukomme, wurde am Versuch mit 188 Ratten festgestellt, daß die Zufuhr von Zuckerlösung im selben Maße wie Aethylalkohollösungen mit gleichem Kaloriengehalt zu Leberverfettung führt, wenn die Kost nicht genügend lipotrope Substanzen (Cholin, Methionin) enthält. Diese Beobachtungen, daß Zucker unter Umständen genauso leberschädigend wirken kann wie Alkohol erklären u. a. die klinisch häufig zu beobachtende schädliche Wirkung des Genusses von Rohr- und Traubenzucker bei Lebererkrankungen.

Zucker und Sucht

In meiner langjährigen ärztlichen Sprechstunde in Praxis und Klinik habe ich zahlreiche Patienten behandelt, die nicht mehr allein von ihrem überhöhten Zuckergenuß loskamen. Mengen bis zu 700–800 g täglich waren keine Seltenheit. Damit einher gingen zahlreiche krankhafte Störungen wie Stuhlverstopfung, Übergewicht, Steinbildung, Unpäßlichkeit, ja sogar Lebensunlust.

Erst in diesen Tagen rief mich eine verzweifelte 40jährige Frau an, die bei 165 cm Körpergröße 105 kg Gewicht hat. Sie trinkt seit ihrer Kindheit Coca-Cola und kann trotz intensivster Bemühungen nicht von dem täglichen Genuß von 1½ bis 2 Litern, an manchen Tagen auch mehr, lassen. Ohne klinische Entziehungsmaßnahme wird es schwierig sein, diese Patientin erfolgreich zu beraten bzw. zu behandeln.

Nach meinen jahrzehntelangen Erfahrungen und Beschäftigung mit dem Schadstoff Zucker steht der isolierte Zucker auf der Stufe von Nikotin, Alkohol und Kaffee, da er genauso wie diese Drogen imstande ist, Abhängigkeit zu schaffen.

Amerikanische Studien belegen dies ebenfalls, werden aber aus wirtschaftlichen Gründen nicht publik gemacht.

Zucker – Kriminalität und Verhaltensstörungen

Unter dem Titel „Verbrechen und Ernährung heute“ berichtete „Let's Live“ 2/84 folgendes:

Jetzt gibt es einen neuen, wichtigen, wissenschaftlichen Beweis dafür, daß ungenügende Ernährung und Zusätze in den Lebensmitteln das soziale Verhalten signifikant beeinflussen können. Die Ernährung kann einen Menschen aggressiv, hyperaktiv, gewalttätig und asozial werden lassen. Wir müssen eine spezielle Biochemie für das Verbrechen entwickeln.

Mrs. Barbara Reed, Leiterin des Amtes für Bewährungshilfe in Cuyohoga Falls, Ohio, und Alexander G. Schauss, ebenfalls Leiter der Besserungsanstalten im Staat Washington, jetzt Leiter des American Institute für Biosoziale Forschung, berichten beide von einem intensiven, wachsenden Interesse an dem Zusammenhang zwischen Nahrung und Verbrechen bei dem Personenkreis, der in Besserungsanstalten arbeitet oder sich mit geistiger Gesundheit und Erziehung befaßt.

Reed und Schauss sind die Autoritäten des Landes für die Zusammenhänge zwischen Verbrechen und Ernährung. Zu diesem Thema veranstalten sie jährlich Dutzende von Workshops. Die gesamte Psychotherapie, die Berufsberatung, Medikation und Inhaftierungen ändern das kriminelle Verhalten nicht, wenn dieses auf gestörten biochemischen Funktionen beruht als Ergebnis von Stoffwechselstörungen oder unsachgemäßer Ernährung. Jedoch eine Kombination der Standard-Methoden zugleich mit der Beachtung der Ernährung und anderer möglicher Umwelteinflüsse verspricht einen weit größeren Erfolg als bisher angenommen.

Raffinierte Kohlenhydrate

Dr. Diana Fishbein, Prof. für Kriminologie an der Universität Baltimore, untersuchte den Zusammenhang zwischen raffinierten Kohlenhydraten und Verhaltensstörungen in der Lantana State-Besserungsanstalt (Florida). Sie teilte die 104 Insassen in 2 Gruppen auf und setzte die erste Gruppe auf eine Diät mit sehr wenig raffinierten Kohlenhydraten, vor allem ohne weißes Mehl und weißen Zucker. Die andere Gruppe erhielt die traditionelle Ernährung, reich an raffinierten Kohlenhydraten.

Sie fand heraus, daß in der ersten Gruppe die

Verhaltensstörungen wesentlich abnahmen, d.h. die Versuchsgruppe zeigte eine sehr niedrige Rate an Gesetzesbrüchen, Disziplinproblemen und Gewalttätigkeit, verglichen mit der zweiten Gruppe und den Gefängnisinsassen allgemein.

Als die Versuchsgruppe wieder die normale Gefängniskost erhielt, bemerkten die Aufsichtsbeamten sowie die Insassen selbst den Unterschied in Verhaltensweisen, Aussehen, Schlafgewohnheiten, Angstzuständen und Aggressionen. Lt. Dr. Fishbein baten die Insassen selbst darum, wieder die an raffinierten Kohlenhydraten arme Kost zu bekommen.

Im Florida Department erwägt man aufgrund dieser Studie eine Reformierung der Gefängniskost.

Zucker vor Gericht

Dr. Stephen J. Schoenthaler, Prof. für Soziologie an der Universität Süd Mississippi, führte einen Doppelblindversuch mit 68 inhaftierten männlichen Jugendlichen an der Haftanstalt Tidewater in Chesapeake, Virginia, durch.

Die Gefängniskost wurde in 10 Punkten verändert, die Auswirkungen auf die Gefängnisinsassen wurden 7 Monate lang beobachtet.

Die Änderungen: Gesüßte Getränke und Limonaden wurden durch ungesüßte Säfte ersetzt,

Tafelzucker durch Honig. Bei allen Kochrezepten wurde statt Zucker Melasse genommen. Es gab keine gesüßten Frühstücksbreie oder Müsli mehr. Süße Desserts und Zwischenmahlzeiten wurden durch frische Früchte, Erdnüsse, Kokosnüsse, Karotten etc. ersetzt. – Die Eltern wurden gebeten, keine Lebensmittel mit hohem Zuckergehalt zu schicken.

Das erstaunliche Ergebnis: Die Zahl der ständig verhaltensauffälligen Jugendlichen sank um 80 Prozent!

Schwere Verhaltensstörungen wurden um 45 bis 55% weniger! Das Experiment war so überzeugend, daß die Kost beibehalten wurde.

Verhalten und Lernprobleme

In Jacksonville Beach, Florida, wurde eine Studie über 5 Jahre gemacht mit 2 Gruppen von Kindern, die Verhaltensstörungen und Lernprobleme im 1. Schuljahr zeigten und die Sonderschule besuchten. Zwei Schulen wurden verglichen. In der ersten Schule erhielten die Kinder eine ausgewogene gute Ernährung. Auch die Eltern bekamen eine Schulung in gesunder Ernährung. Die Kinder der 2. Schule erhielten die normale Schulkost, und weder sie noch die Eltern wurden in gesunder Ernährung geschult.

Nach 5 Jahren verglichen die Forscher die

Ergebnisse: Die Kinder der ersten Schule arbeiteten ihrem Alter entsprechend und konnten eine normale Schule besuchen. Die Kinder der 2. Schule, an der nicht auf die Ernährung geachtet wurde, waren um 2 oder mehr Klassen hinter ihren Altersgenossen zurück und immer noch in der Sonderschule. Schauss: „Jedes Kind in einer Sonderschule kostet den Staat ca. 2000 Dollar jährlich zusätzlich. Wir wissen, daß mehr als 90% der jugendlichen Verbrecher dieser Kategorie der Lernbehinderten und Verhaltensgestörten angehören.

Aus der Jacksonville-Studie ergibt sich nach vorsichtigen Schätzungen, daß der Staat etwa 14 Milliarden Dollar sparen könnte durch die Einführung eines Ernährungsplanes. Außerdem könnte den Menschen unermeßlich viel Leid erspart werden, denn die Jugendlichen stellen den höchsten Prozentsatz an Verbrechern.“

Wertlose Nahrungsmittel verbannt

Im März 1981 ordnete das Department für Verbrechensbekämpfung in Los Angeles an, daß in sämtlichen Jugendhaftanstalten keinerlei Süßigkeiten, Limonaden, Schokoladen, Zucker und Produkte aus weißem Mehl mehr angeboten werden dürfen. Außerdem dürfen nur Lebensmittel mit den niedrigsten Zusätzen verwendet werden.

Dazu Ray Chivara vom oben genannten Department: „Man kann deutlich den Zusammenhang zwischen Essen und Trinken und der Wirkung auf Laune und Stimmung erkennen an der Freude und der Überwindung der Langeweile bei vielen der jugendlichen Gewalttäter."

Ein drastisches Experiment

In einigen Schulen erhalten die Kinder eine sehr drastische Form der Aufklärung über gute Ernährung durch Laborversuche mit Ratten. Das 1. Rattenpaar erhält eine natürliche Nahrung ohne Konservierungsmittel, Farbstoffe, Zusätze oder raffinierte Kohlenhydrate. Das 2. Paar erhält eine Nahrung aus Hamburgern mit Weißbrot, Pommes frites, alten Kohlabfällen, Milchshakes, Cola-Getränken, Kirschkuchen und Wasser. Das 3. Paar bekommt gesüßtes Müsli, Weißbrotprodukte, Pudding, abgepackte Kuchen, süße Brausen, Milchshakes, Dosenfrüchte und Wasser.

Die Ergebnisse nach 37 Tagen der Beobachtung:

Paar 1 schien glücklich, ruhig und gesund. Die Ratten wuchsen gut und ließen sich ruhig anfassen.

Paar 2 wurde fett, faul und lustlos. Die Ratten ließen sich kaum berühren, waren kleiner als das 1. Paar, das Fell war räudig, die Augen stumpf.

Paar 3 war nervös, mager, hyperaktiv und zeigte Fellverfärbungen. Die Ratten waren bissig und kleiner als die beiden anderen Paare.

Reed und Schauss begrüßen diese Art der Erziehung auf Schulniveau sowie die beginnende wissenschaftliche Arbeit in den Haftanstalten und den staatlichen Programmen. Sie sind unermüdliche Kreuzritter im Kampf gegen jahrelange Skepsis und Widerstände seitens der konservativen Justiz und der medizinischen Autoritäten. *(Let's Live 2/84)*

Zucker und Mineralstoffe

Der Vollständigkeit halber sei noch darauf hingewiesen, daß auch das völlige Fehlen der Mineralstoffe im isolierten Zucker ein pathogenetischer Faktor sein kann, wenn auch über diese Frage noch keine exakten Forschungen vorliegen. Außerdem ist es wahrscheinlich, daß auch noch andere, unbekannte Mechanismen bei dem Zustandekommen von Gesundheitsschäden durch isolierten Zucker eine Rolle spielen, z. B. Verschiebungen im Säure-Basen-Haushalt. Wenn aber auch noch nicht alle Wege erforscht sind, auf denen Stoffwechselstörungen durch isolierten Zucker zustande kommen, so ändert dies nichts am Vorhandensein der nackten Tatsachen, die sich am Krankenbett täglich in erschütternder Weise zeigen und die in der Literatur ihren Niederschlag gefunden haben. Zwar reicht die Fülle der bereits bekannten und hier beschriebenen Wege aus, um für die beobachteten Tatsachen die wissenschaftliche Erklärung zu liefern. Darüber hinaus müssen aber die alarmierenden Zeichen der bedrohlich zunehmenden ernährungsbedingten Zivilisationsschäden alle Verantwortlichen in Forschung und Praxis aufrufen, die zwingenden Konsequenzen für die Gesundheitsvorsorge und für die Therapie zu ziehen.

Die schädigende Rolle des Isolats Zucker im Gegensatz zu den kohlenhydrathaltigen Lebensmitteln ist aber durch das bisher Aufgezählte nicht erschöpft. Bei der Besprechung des Zustandekommens von hypovitaminotischen Zuständen durch Zuckergenuß wurde mehrmals auf den Circulus vitiosus hingewiesen, der durch Resorptionsstörungen im Magen-Darmkanal entsteht. Der Vitaminmangel erzeugt Resorptionsstörungen, infolge der Resorptionsstörungen steigert sich der Vitaminmangel usw.

Das Krankheitsbild Saccharidose

Eine hervorragende Ergänzung erfahren die hier vorgetragenen klinischen Beobachtungen und physiologisch-chemischen Forschungsergebnisse durch die epidemiologische Studie der beiden englischen Forscher Cleave und Campbell*, die von entwicklungsgeschichtlichen Gesichtspunkten ausgeht. An Hand umfangreichen statistischen Materials erbringen sie den Nachweis, daß die Zuckerkrankheit, der Herzinfarkt, die Fettsucht, das Magen- und Zwölffingerdarmgeschwür, die Zahnkaries, Krampfadern, Coli-Infektionen und eine Reihe anderer Zivilisationskrankheiten nur verschiedene Erscheinungsformen einer einheitlichen Grundkrankheit, der Saccharidose (englisch = saccharine [sprich: sacharein] disease) darstellen.

Die Saccharidose umfaßt demnach alle krankhaften Störungen, die durch den Verzehr von Sacchariden, d. h. praktisch von Fabrikzucker und Auszugsmehlen, verursacht werden. Die Entstehung benötigt jedoch eine gewisse Zeit. Die Autoren sprechen von der „Regel der 20 Jahre".

* Cleave und Campbell: *Die Saccharidose* und ihre Erscheinungsformen Diabetes, Herzinfarkt, Fettsucht, Magen- und Zwölffingerdarmgeschwür, Krampfadern u. a.

Als Beispiel sei erwähnt, daß bei Eingeborenen, die im Stammesverband leben und sich vorwiegend von hausgemahlenem Reis ernähren, kein Fall von Zuckerkrankheit beobachtet wird. Etwa 20 Jahre nach Übersiedlung in die Stadt, wo sie statt handgemahlenem Reis raffinierten Mühlenreis essen, tritt der Diabetes in derselben Häufigkeit auf wie bei den Weißen.

Der Mensch muß also 20 Jahre der Einwirkung raffinierter Kohlenhydrate ausgesetzt sein, bis Schäden auftreten. Diese Regel der 20 Jahre zeigt auffallende Übereinstimmung mit den Beobachtungen KOLLATHS bei seinen Mesotrophieversuchen, wenn man für ein Rattenjahr etwa 30 Menschenjahre rechnet.

Eigene klinische Erfahrungen mit fabrikzuckerfreier Ernährung

Isolierter Zucker macht Vollwertnahrung unverträglich

Unabhängig von Schäden dieser Genese greift aber der isolierte Zucker noch auf eine ganz andere Weise in das Krankheitsgeschehen ein, die praktisch in der Pathogenese zahlreicher

Krankheiten, vor allem aber der Erkrankungen des Verdauungsapparates, eine zentrale Stellung einnimmt. Die Beobachtungen gehen von der Tatsache aus, daß die meisten Gastritiker und Cholecystopathiker (Erkrankungen der Gallenblase) bei der Ernährungsanamnese eine Unverträglichkeit besonders von Kuchen und anderen Süßigkeiten angeben. Diese Tatsache ist allgemein bekannt, nicht jedoch die Tragweite dieser Beobachtungen für die Therapie. Nehmen wir an, daß ein Patient durch jahrelange Unterbilanz an Vitamin-B-Komplex infolge reichlichen Genusses von Auszugsmehl und Zuckerprodukten zu einer Magen-Darmstörung mit Anacidität, Obstipation usw. gekommen ist und nun zur Beseitigung dieser Störungen auf eine natürliche vitaminreiche Kost gesetzt werden sollte, so stellt es sich nur zu häufig heraus, daß er gerade das notwendige Vollkornbrot, den Hauptspender von Aneurin, nicht verträgt. Der Circulus vitiosus erstreckt sich also auch darauf, daß gerade diejenige Nahrung, die notwendig wäre, um die Heilung einzuleiten, nicht vertragen wird. Dies führt dann dazu, daß der Kranke, der eine Störung an Magen und Darm, Leber, Gallenblase oder Bauchspeicheldrüse hat, von der einseitigen Diät, die seine Krankheit chronisch macht, nicht mehr loskommt. Weil er krank ist, muß er „diät" essen. Weil er „diät" ißt, muß er krank bleiben. Es gelingt scheinbar nicht, diesen Teufelskreis zu durchbrechen.

Klinische Beobachtungen, die von mir an nahezu 4000 Patienten im Krankenhaus EBEN-EZER in Lemgo in 15 Jahren gemacht wurden, ergaben ganz eindeutig, daß bei der Entstehung und Unterhaltung dieses Teufelskreises der Fabrikzucker die entscheidende Rolle spielt. Dieselben Erfahrungen wurden zusätzlich an ca. 30000 ambulanten Patienten bestätigt.

Diese Beobachtungen bestätigten sich 1975–1977 an Patienten der Kliniken am Burggraben in Bad Salzuflen und später an weiteren tausenden Patienten eines biologischen Krankenhauses, das von 1977–1990 unter meiner ärztlichen Leitung stand.

Das Verträglichkeitsproblem

Es ist erfreulich, daß die Erkenntnis sich immer mehr durchsetzt, daß die Basis jeder Therapie bei ernährungsbedingten Zivilisationskrankheiten die vollwertige Ernährung sein muß. Diese ist dadurch gekennzeichnet, daß sie die nötigen Vitamine, Mineralstoffe, Spurenelemente, Enzyme (Fermente), ungesättigte Fettsäuren, Aromastoffe und Faserstoffe (sog. Ballaststoffe) enthält, die als Vitalstoffe zusammengefaßt werden. Bei den Erkrankungen des Herzens, des Kreislaufes und des Stoffwechsels wird der große therapeutische Wert einer solchen Nahrung, die Vollkornbrot und Frischkost enthält und in der die denaturierten Nahrungsmittel beschränkt sind, immer mehr erkannt. Leider gilt dies bei den Erkrankungen der Verdauungsorgane noch nicht im gleichen Maße. Gerade was die ausreichende Versorgung mit Vitalstoffen betrifft, ist der größte Teil der Krankendiäten, besonders der für die Leber-, Galle-, Magen-, Darm- und Bauchspeicheldrüsenkranken, höchst unzureichend. Die Gründe hierfür liegen hauptsächlich in dem noch weit verbreiteten Vorurteil, daß z. B. rohes Obst, Vollkornbrot und rohes Gemüse von Magen-Darm-Gallekranken schlecht vertragen oder daß dies sogar schaden würde. Die Schwierigkeit, die sich in der Durchführung einer vitalstoffreichen natürlichen Ernährung bei Magen-Darmkrankheiten entgegenstellt, liegt also weniger in dem mangelnden Wissen von der Heilkraft dieser Nahrung, sondern viel mehr in dem Problem der Verträglichkeit. Es wurde daher dringend notwendig, diese Fragen der Verträglichkeit gründlich zu prüfen. Meine in dieser Hinsicht sehr eingehenden klinischen und ambulanten Untersuchungen und Beobachtungen an zehntausenden Kranken über Jahrzehnte ergaben, daß die scheinbare Unverträglichkeit natürlicher Nahrung ihre Ursachen nicht in der Nahrung selbst hat, sondern in den Fehlern der praktischen Durchführung. Da die erzielten Resultate auf die künftige Gestaltung einer Diätetik, die den Ergebnissen der Vitaminforschung Rechnung tragen muß, einen entscheidenden Einfluß nehmen werden, und damit exakte Nachprüfungen möglich sind, seien im folgenden die Versuchsanordnungen genau wiedergegeben, die notwendig sind, um eine absolute Garantie für die Verträglichkeit der Heilnahrung und zugleich für einen optimalen Heilerfolg zu haben.

Kombinationsdiätetik

Zur Erläuterung des Grundsätzlichen möchte ich ein einfaches Bild gebrauchen, das auch dem Kranken über das Wesentliche schnell die Augen öffnet: Wenn in einem Orchester von 20 Musikern 19 richtig spielen und nur einer falsch, so ist das ganze Konzert verdorben. Wählen wir in einer Kostform, die aus 20 Einzelnahrungsmitteln besteht, 19 richtig aus und ein Nahrungsmittel ist falsch und paßt nicht dazu, so wird die ganze Kostform nicht vertragen, d.h. das Konzert der Diät ist verdorben. Das Leidige dabei ist, daß der Kranke nicht feststellen kann, welches unter den 20 Nahrungsmitteln die Beschwerden hervorgerufen hat, und meist das falsche beschuldigt. Für das Beispiel des Vollkornbrots heißt dies, daß man nicht Vollkornbrot verordnen darf, ohne daß man die gesamte übrige Nahrung so gestaltet, daß das Vollkornbrot dazu paßt. Wir dürfen daher nicht sagen, der Kranke verträgt kein Vollkornbrot, sondern wir müssen sagen, im Rahmen seiner derzeitigen Gesamtkostform verträgt der Kranke kein Vollkornbrot. Was für das Vollkornbrot als Beispiel gesagt wird, gilt entsprechend gleichermaßen für jedes Nahrungsmittel. Es gibt demnach keine absolute Unverträglichkeit eines einzelnen Nahrungsmittels, sondern nur eine relative im Rahmen einer Gesamternährung.

Wird dieser Grundsatz einer richtigen Kombinationsdiätetik nicht streng beachtet, so wird die Durchführung einer biologisch vollwertigen Kost bei den meisten Darmkranken an der Unverträglichkeit scheitern. Dies hat die Erfahrung eindeutig immer wieder ergeben. Ausführlicheres dazu in „Leber-, Galle-, Magen-, Darm- und Bauchspeicheldrüsenerkrankungen" („Aus der Sprechstunde" Band 6, emu-Verlag).

die im einzelnen bei dem Übergang von der üblichen Zivilisationsnahrung auf die vollwertige Heilnahrung gewahrt werden müssen.

1. **Mindestens 2–3 Wochen muß jegliche Industrienahrung vollständig gemieden werden,** unter allen Umständen der fabrikatorisch hergestellte weiße und braune Zucker (anfangs sogar Honig!) sowie alle anderen Fabrikzuckerarten, also auch Fruchtzucker, Milchzucker, Malzzucker, Traubenzucker, sogen. Vollrohrzucker, Sucanat, Rapadura, Demerara, Ahornsirup, Apfeldicksaft, Birnendicksaft, Melasse, andere Siruparten, Gerstenmalz, Maltodextrin, Frutilose, Leucrose usw. Werden Nahrungsmittel erlaubt, die auch nur Spuren dieser Zuckerarten enthalten, so werden hochempfindliche Kranke die notwendige Frischkostzulage sicher mit Unverträglichkeit beantworten, meist in Form von Aufgetriebensein, Blähungen und Gasbildung. **In der absoluten Vermeidung von Fabrikzucker liegt das Wesentliche des Erfolges einer biologischen Diätetik.** Wer glaubt, diesen Punkt nicht ganz streng nehmen zu müssen, wird trotz noch so sorgfältiger Beachtung aller anderen Ernährungsvor-

schriften immer wieder Mißerfolge haben. Lebensmittel, z. B. Früchte, die von Natur süß sind, sind selbstverständlich erlaubt, falls sie in natürlicher Form genossen werden.

2. **Mindestens 2–3 Wochen sind alle Weiß- und Graumehlprodukte zu vermeiden,** z. B. Weißbrot, Brötchen, Zwieback, Graubrot, Nudeln, Pudding, sonstige bleiche Teigwaren aus Auszugsmehlen. Am gefährlichsten ist die Kombination von Fabrikzucker und Auszugsmehl in Form des Kuchens; es gibt Kranke, bei denen Kuchen wie „Gift“ wirkt. Die Mindestzeit von 2–3 Wochen in der Durchführung dieser Vorschriften ist notwendig. Sie genügt aber immer, um – strikte Durchführung vorausgesetzt – jeden Kranken den schlagartigen Erfolg dieser Maßnahmen an sich selbst erleben zu lassen. Hat er dieses Erlebnis, so ist es eine Kleinigkeit, ihn zur Fortsetzung dieser Kost über weitere Wochen zu bringen, bis eine Ausheilung der Grundkrankheit erfolgt ist. Wenn z. B. Kranke mit dieser Kost eine seit 30 Jahren bestehende Obstipation in wenigen Tagen beseitigt haben, so sieht man immer wieder, wie diese Menschen von selbst diese

neue Ernährungsweise beibehalten. Der Erfolg allein vermag zu überzeugen.

3. **Gekochtes Obst – dazu zählen auch Kompott und gekochte Marmeladen – ist nicht erlaubt,** gleichgültig, ob mit und ohne Fabrikzucker, da die Erfahrung gezeigt hat, daß bei vielen Gallen- und Darmgestörten rohes und gekochtes Obst, das in einer Woche an verschiedenen Tagen, mal roh, mal gekocht genossen wird, Unverträglichkeit hervorruft, selbst wenn zwischen dem Genuß von rohem und gekochtem Obst 3 Tage liegen. Da aber der Genuß von rohem Obst jeder Art (auch Steinobst) notwendig ist, **muß gekochtes Obst strikt vermieden werden.** In den üblichen Diätvorschriften für Gallenkranke stehen natürlich alle diese Vorschriften genau umgekehrt. Man lasse sich dadurch nicht irre machen; denn gekochtes Obst paßt wohl in den Rahmen einer „Weißmehlkost", nicht jedoch in den Rahmen einer Vollwerternährung. Rohes Obst muß grundsätzlich **vor** der warmen Mahlzeit oder als Mahlzeit für sich genossen werden, niemals als Nachtisch.

Säfte von Obst und Gemüse, auch wenn sie ungesüßt und frischgepreßt sind, erzeugen als sogenannte Teilnahrungsmittel bei

Empfindlichen Störungen und sind deshalb ebenfalls zu meiden.

4. **Nahrungsmittel, die zusammen mit Fett jeder Art erhitzt werden, sind mindestens 2–3 Wochen zu vermeiden.** Nicht das gekochte oder gebratene Fett ist zu meiden, sondern das Nahrungsmittel, in welches das Fett in der Hitze hineingezogen ist. Durch das Einziehen des Fettes wird die Verträglichkeit und die Verdaulichkeit erschwert. So erklärt sich die Unverträglichkeit von Butterbroten, wenn sie erst viele Stunden nach der Bestreichung mit Butter genossen werden. Bei den Reisebroten ist das Fett in das Brot hineingezogen und das Brot schwer verträglich. Das Gemüse wird ohne Fett gekocht, das Fett nach dem Kochen zugesetzt. Am besten werden Butter, Sahne und sogen. kaltgepreßte Öle verwandt, nicht jedoch raffinierte Fabrikfette. Vorsicht mit aufgewärmten Gemüsen, da hier das Fett wieder eingezogen ist! So zubereitet werden auch Hülsenfrüchte vertragen. Daß man den Kohlarten fälschlicherweise besondere Unverträglichkeit nachsagt, liegt nicht am Kohl als solchem, sondern nur an der Zubereitung, wenn er mit Fett zusammen gekocht wird. Roher Kohl als Salat mit Zitrone bzw. Essig und Öl oder

Sahne (aber ohne Fabrikzucker!) ist die Zubereitung, die am besten vertragen wird.
Nicht erlaubt sind Pfannengerichte für Magen-Darmempfindliche mit Ausnahme des Spiegeleis und des gebratenen Fleisches. In das Fleisch zieht beim Braten kein Fett hinein, sondern es geht heraus; deshalb ist der Braten gut verträglich (trotz allgemeiner gegenteiliger Behauptung!). Die Bratensauce ist nicht erlaubt, ebensowenig fette Würste (Leberwürste).

5. Daß *Genußmittel,* insbesondere Kaffee (auch coffeinfreier, wegen der Röstprodukte und Chlorogensäure), Kakaogetränke, konzentrierter Alkohol und Tabak nicht in eine Heilkost passen, sei nur der Sicherheit halber erwähnt.
Das beste *Getränk* ist klares, ungekochtes Leitungs- oder Brunnenwasser mit oder ohne Kohlensäurezusatz; auch indifferente Tees in Abwechslung sind erlaubt. Keine Obstsäfte (s. o.)! Genau so wichtig wie die *vier zu meidenden Nahrungsmittel* (Fabrikzucker, Auszugsmehle in Form von Weiß- und Graumehlprodukten, Säfte und gekochtes Obst) und die Vorschrift der Zubereitung mit Fett sind die *zwei Gebote, was der Kranke essen soll:*

I) Als Brot muß **Vollkornbrot** verwendet werden. Besonders zu empfehlen ist der **tägliche Frischkornbrei.** Er wird aus einer Mischung von Weizen, Roggen, Hafer, Gerste, Hirse hergestellt oder aus einer einzigen Getreideart. Von dieser Mischung werden 3 Eßlöffel durch eine Kaffeemühle oder Getreidemühle grob geschrotet. Das Mahlen muß jedesmal vor der Zubereitung vorgenommen werden. Nicht auf Vorrat mahlen!

Das gemahlene Getreide wird mit ungekochtem, kaltem Leitungswasser zu einem Brei gerührt und mehrere Stunden (bis zu 12) stehengelassen. Die Wassermenge wird so berechnet, daß nach der Quellung nichts weggegossen zu werden braucht. Nach 5–12 Stunden wird dieser Brei genußfähig gemacht durch Zusatz von frischem Obst (je nach Jahreszeit), Zitronensaft, 1 Teelöffel Honig (nur manchmal; regelmäßig Honig kann Karies erzeugen), 1 Eßlöffel Sahne, geriebenen Nüssen.

Solange verfügbar, sollte man immer einen Apfel hineinreiben und sogleich untermischen. Der geriebene Apfel macht den Frischkornbrei besonders luftig und wohlschmeckend.

Es ist ohne Belang, zu welcher Tageszeit dieser Brei genossen wird.
Übrigens: *Trocken*früchte gehören nicht in einen *Frisch*kornbrei!

II) Schließlich muß täglich eine *Beilage von Frischkost* (neben dem Obst) gefordert werden, die vor dem gekochten Essen genossen wird (z. B. Möhren, Tomaten, Rettich, Radieschen, Spinat, Weißkohl, Rotkohl, grüner Salat, Endiviensalat, Feldsalat, Rote Bete, Sellerie, Blumenkohl, Kohlrabi, Steckrübe, Topinambur usw.). In leichten Krankheitsfällen genügt es, wenn die Rohkostmenge etwa ein Drittel der Gesamtkost ausmacht. Je schwerer der Krankheitsfall, um so mehr muß der Frischkostanteil gesteigert werden. Schwerste Fälle werden mit reiner Frischkost am schnellsten gebessert. Für die Zubereitung und Zusammenstellung gelten die bewährten Richtlinien, wie sie im Rezeptteil meiner anderen Bücher (emu-Verlag) angegeben sind.

Zusammenfassend sei nochmals betont, daß die Kostform als ein Ganzes betrachtet werden muß und daß die Kombination von industriell verarbeiteten Nahrungsmitteln mit natürlichen Lebensmitteln Unverträglichkeiten schafft, die die gesamte Kostform in Frage

stellen. Nur bei Beachtung aller oben skizzierten Punkte ist ein Erfolg zu erwarten. Bei peinlichster Beachtung sind dann allerdings noch Erfolge zu erzielen bei Kranken, die ihr Leiden schon Jahrzehnte haben und bei denen bisher jede Therapie versagt hat. Bringt diese genau durchgeführte Ernährungsbehandlung nicht den auf Grund der Diagnose zu erwartenden Erfolg, so ist die Diagnose zu revidieren. Patienten mit malignen Prozessen (Krebs) und mechanischen Hindernissen sprechen natürlich auf diese Heilkost nicht an. Sie verlieren bei dieser Kost eventuell Beschwerden, die Grundkrankheit wird dadurch aber nicht geheilt. Bei dem großen Heer vegetativer und neurotischer Störungen ist psychotherapeutische Behandlung, allgemeine Lebensberatung und Entspannungsbehandlung zum Erfolg zusätzlich notwendig. So wird die Heilkost auch zu einem Diagnostikum: Nur Krankheiten, die durch fehlerhafte Ernährung verursacht sind, sprechen auf die Heilkost an.

Der fast schlagartig einsetzende therapeutische Effekt des völligen Entzugs von Fabrikzukker bei der Behandlung von Krankheiten des Verdauungsapparates ist sicher nicht über den gestörten Vitaminhaushalt zu erklären; er mag teils durch das Wegfallen lokaler Reizeffekte, teils durch die Beeinflussung der Darmflora zustandekommen. Da die Darmflora viel mehr, als allgemein angenommen wird, von dem jeweiligen Kostregime abhängig ist, hat auch die Zufuhr von gesunden Coli- oder Acidophilus-Stämmen meistens keinen nachhaltigen Effekt auf die Dysbakterie, sofern die gröbsten Ernährungsfehler nicht abgestellt werden. Bleibt die Kostform unverändert, stellt sich immer wieder die der fehlerhaften Ernährung entsprechende unharmonische Darmflora ein. **Die Kranken, die über Meteorismus, Völlegefühl, Blähungen und dgl. klagen, werden immer zahlreicher; diese Störungen sind bekanntlich sehr therapieresistent, sie verschlechtern sich sogar meistens durch die plötzliche Umstellung auf Frischkost und Vollkornbrot, wenn Fabrikzuckerarten nicht strikt gemieden werden. Eine Besserung tritt in diesen Fällen nur ein, wenn die Zufuhr sämtlicher isolierter Zucker mindestens 3 Monate streng unterbunden wird.** Der lange Zeitraum erklärt sich unter anderem dadurch, daß die Darmflora zu ihrer Umorganisation einer gewissen Zeit bedarf.

Wahrscheinlich läßt sich auch folgende Beobachtung durch den Einfluß des isolierten Zukkers auf den Bakteriennährboden des Darms erklären. Viele Leber-, Galle-, Magen-, Darm-

und Bauchspeicheldrüsenkranke klagen darüber, daß sie trotz jahrelanger exakter Selbstbeobachtung nicht genau wissen, welche Speisen sie denn nun eigentlich vertragen und welche nicht. So sind z. B. ganz bestimmte Speisen nur von Fall zu Fall unverträglich. Die völlig fabrikzuckerfreie Ernährung führte bereits im Krankenhaus Eben-Ezer in Lemgo zur Lösung dieses Rätsels: Machte der Kranke z. B. am Sonntag eine Ausnahme, indem er etwas künstlich Gesüßtes aß, so traten am selben Tag so gut wie nie Beschwerden auf, sondern erst 2 oder 3 Tage danach. Wurde dann z. B. am Mittwoch Rotkohl gegessen, so vertrug ihn der Kranke nicht; enthielt sich der Kranke jedoch 2–3 Tage vor dem Rotkohlessen jeglicher Zuckerzufuhr, spürte er keinerlei Beschwerden. Vermeidung anderer Diätfehler ist Voraussetzung. Die Anlaufzeit von 2–3 Tagen läßt sich ohne Berücksichtigung der Darmflora nur schwer erklären. Aus dieser Beobachtung geht im übrigen auch deutlich hervor, daß es meistens nicht der Zucker an sich **ist**, der nicht vertragen wird, sondern daß er die anderen Nahrungsmittel unverträglich **macht.**

In diesem Zusammenhang ist es wichtig, auch darauf hinzuweisen, daß Traubenzucker per os noch nachhaltiger auf die Unverträglichkeit von Nahrungsmitteln wirkt als Rohrzucker. Das ist vielleicht darin begründet, daß Traubenzucker weniger süß ist und deshalb eine größere Menge genommen wird, um denselben Süßigkeitsgrad zu erzielen wie mit den anderen isolierten Zukkern.

Was den **Honig** betrifft, so rechnet er selbstverständlich nicht unter die Rubrik des isolierten Zuckers und gehört daher nicht zum Thema. Er ist kein chemisch reines Isolat, sondern ein naturgegebenes Kohlenhydrat, das Vitalstoffe enthält. Damit ist seine Stellung im Nahrungsbereich als „Lebensmittel“ im Sinne KOLLATHS eindeutig festgelegt. Es erübrigt sich daher, an dieser Stelle Einzelheiten über die physiologischen Wirkungen von Honig und seine Bedeutung im Rahmen einer gesunden Ernährung zu erörtern.

Trotzdem wäre Honig vielleicht theoretisch als konzentrierter Zuckerträger ebenfalls imstande, durch den Umweg von Vitamin-B-Verbrauch Gesundheitsschäden zu erzeugen, falls er in ungewöhnlichen Mengen im Rahmen einer sonst (durch Auszugsmehl bedingten) Vitamin-B-armen Kost verwendet würde. Praktisch kommt diese Möglichkeit aber gar nicht in Frage, da der Honig nicht in den ungeheuren Mengen wie der Fabrikzucker zur Verfügung steht und daher ein ins Maßlose gesteigerter

Konsum wie bei den Süßigkeiten und dem industriell hergestellten Zucker niemals möglich ist.

Andererseits ist es aber, was die Verträglichkeit betrifft, wichtig zu wissen, daß der Honig bei Magen-Darm-Empfindlichen Unverträglichkeit von Frischkost und Vollkornbrot verursachen *kann* wie andere Süßigkeiten (s. o.). Besonders ist dies in den ersten Wochen beim Übergang auf die beschriebene Heilkost zu beachten. Wieviel Honig bei diesen Kranken im weiteren Verlauf der Behandlung zugelegt werden kann und zu welchem Zeitpunkt, ist je nach Empfindlichkeit des einzelnen Kranken und je nach Schwere und Stadium der Erkrankung verschieden und muß individuell gehandhabt werden.

Womit darf man denn überhaupt noch süßen?

Da es viele Menschen gibt, die nicht an Magen-Darmempfindlichkeit leiden, aber aus den vorangestellten Gründen trotzdem die raffinierten Kohlenhydrate meiden sollten, stellt sich selbstverständlich immer wieder die Frage, womit man nun noch süßen darf.

Die Gegenfrage wäre: „Was wollen Sie denn überhaupt noch süßen?" Unter den Getränken sind es vor allem Teesorten, die gerne gesüßt werden. Hier empfiehlt es sich, einmal ein Experiment zu machen und einige Zeit – etwa 4 Wochen – auf das Süßen zu verzichten, um die natürlichen Aromastoffe wieder zu entdecken. Dann erleben Sie, wie ein Tee als besonderes Genußmittel überhaupt schmecken kann. Wenn Sie dann nach Beendigung dieses Experiments mit Fabrikzucker oder Süßstoff süßen, wird Ihnen der Tee unnatürlich süß vorkommen und nicht mehr schmecken. Dies gilt auch für andere Getränke.

Man muß sich fragen, warum so wenig Menschen von selbst auf diese Idee kommen. Aber die Macht der Gewohnheiten spielt hierbei wohl die größte Rolle.

Nehmen Sie diesen Vorschlag als Anregung, die starr gewordenen Gewohnheiten einmal zu durchbrechen.

Wenn Ihnen in den Wochen der „Entwöhnung“ die „Lust auf Süßes“ kommt, so überbrücken Sie das Verlangen mit frischen süßen Früchten, die es doch zu jeder Jahreszeit in außerordentlich großer Auswahl gibt.

Sie werden außerdem feststellen, daß der Durst bei einer vitalstoffreichen Vollwerternährung viel geringer ist. Bereits dadurch ist die Getränkefrage – und somit auch das Süßen von Getränken – nicht mehr von wesentlicher Bedeutung.

Da ja bei einer vitalstoffreichen Vollwertkost, die Sie hoffentlich nach Durcharbeiten dieses Buches praktizieren werden, eine vierte oder fünfte Mahlzeit aus Kuchen oder Konfekt entfällt – von gelegentlichen Ausnahmen abgesehen –, bleibt lediglich die Frage nach dem Sonntagskuchen oder den Süßspeisen für Besonderheiten und festliche Anlässe.

Hier bietet die Vollwertküche eine Vielzahl von schmackhaften Möglichkeiten. Einige Rezepte sollen Ihnen als Anregung vorgestellt werden.

Rezepte für 4 Personen

Schokoladenspeise

3 Eiklar
2 Eßlöffel Rapshonig oder anderer neutral schmeckender Honig
1 gestr. Teelöffel Vanillegewürz
1 Messerspitze Zimt
1 gehäufter Eßlöffel Kakao oder Carob
¼ l süße Sahne

Eiweiß sehr steif schlagen, zum Schluß Honig dazugeben. So lange schlagen, bis er im Eischnee verteilt ist. Kakaopulver und Gewürze unter den Eischnee heben, anschließend steif geschlagene Sahne unterziehen.

Fruchteis für Eilige

300 g gefrorene Früchte (Erdbeeren, Himbeeren)
2 EL flüssiger Honig
¼ l süße Sahne
Vanillegewürz

Gefrorene Früchte mit Mixer oder Schlagmesser zerkleinern. Mit Honig und steif geschlagener Sahne mischen. Mit einem Klecks Sahne garnieren und mit Vanillegewürz bestreuen.

Dattelkonfekt

Frische Datteln
Marzipan
Kokosraspeln
Kakao

Den Datteln den Kern entnehmen. Mit Marzipan füllen. Anschließend mit frischen Kokosraspeln bestreuen und mit ein wenig Kakao überpudern. Marzipan kann sehr gut aus fein geriebenen süßen Mandeln, Honig und etwas Rosenwasser selbst hergestellt werden.

Mandelkuchen

500 g Weizenvollkornmehl
½ Tasse Wasser
1 Würfel Hefe
1–2 EL Honig
1 Prise Vollmeersalz
200 g Butter

Belag

125 g Butter
½ Tasse süße Sahne
250 g gehackte Mandeln
150–200 g Honig (je nach Geschmack)
1 TL Vanillegewürz

Hefe in Wasser auflösen, Butter flüssig machen –

gerade so, daß sie zerläuft und nicht bräunt! –, alles mit den genannten Zutaten verkneten, Teig mit nassen Händen auf ein Backblech streichen.

Für den Belag die Zutaten in einen Topf geben und unter Rühren kurz aufkochen lassen. Etwas abgekühlt sofort auf den vorbereiteten Teig streichen.

Bei 190 Grad ca. 20–30 Min. goldbraun bakken.

Nußscheiben

500 g Weizenvollkornmehl
300 g Butter
200 g Honig
150 g feingemahlene Nüsse
6 EL süße Sahne
½ TL Vanillegewürz
1 gehäufter Teel. Backpulver
1 Messerspitze Vollmeersalz
gemahlene Nüsse zum Wälzen

Alle Zutaten verkneten, eine Rolle von ca. 6 cm Durchmesser formen. 30 Minuten in den Kühlschrank stellen. Ca. 6–7 mm dicke Scheiben schneiden, in gemahlenen Nüssen wälzen und auf gefettetes Blech setzen.

Bei 190 Grad 20 Minuten goldbraun backen.

Anstelle von Nüssen können auch süße Mandeln verwendet werden.

Bananen-Kokos-Torte

250 g Weizenvollkornmehl
80 g Honig
1 Ei
1 Prise Vollmeersalz
1 MS Delifrut oder Zimt/Vanillegewürz
1 gestr. TL Backpulver
70 g Butter

Belag:

3 Pfund Bananen
1 Zitrone
2 Eiweiß
50 g Honig
125 g Kokosraspeln
100–200 g Himbeeren

Das Vollkornmehl mit allen Zutaten zu einem Mürbeteig verkneten. 30 Minuten ruhen lassen.

Im vorgeheizten Ofen bei 200 Grad ca. 20 Minuten vorbacken. Bananen schälen und in ca. 3 cm lange Stücke schneiden. Mit Zitronensaft beträufeln, dicht nebeneinander auf den Tortenboden legen. Himbeeren zwischen den Bananenstücken verteilen. Eiweiß steif schlagen, den Honig zum Schluß zugeben. Kokosraspeln unter die Eiweißmasse heben und auf die Bananen streichen. Nochmals im Backofen bei 200 Grad ca. 10 Minuten hellbraun abbacken.

Zur Illustration einige Krankheitsfälle aus meiner Praxis

Colitis, Arthritis, Extrasystolen, Magerkeit
Patientin N. A., 36 Jahre, klagt seit 12 Jahren über Durchfälle. Täglich 6–8 Entleerungen, schleimig-wäßrige Durchfälle, jahrelang täglich Bauchschmerzen, Übelkeit, Appetitlosigkeit. Das Leben erschien nicht mehr lebenswert. Bei Aufnahme abgemagert auf 38 kg bei einer Größe von 166 cm. Bisherige Ernährung: Auf ärztlichen Rat täglich kalorienreiche Kost, süße Suppen, Süßspeisen, Pralinen, reichlich Fleisch und Wurst. Patientin hielt diese Kost nur mit Widerwillen durch. Dazu täglich Traubenzuckerinjektionen über lange Zeit. 3 Monate lang täglich Testosteron (männliches Hormon!). 2 Fehlgeburten. 1 Jahr lang Penicillin auch während einer Schwangerschaft. Wegen Extrasystolen Schrittmacher vorgeschlagen. Wegen Arthritis im linken Knie Operation geplant. Deshalb zur Krankenhausbehandlung eingewiesen.

Im Krankenhaus zuckerfreie Vollwertkost ohne Fleisch. Nach 3monatiger stationärer Behandlung bestanden keine Durchfälle mehr. Fortsetzung der ambulanten Behandlung bei gleichzeitiger Gebißsanierung. Allmähliche Gewichtszunahme.

Ambulante Kontrolle nach 2 Jahren: keine Extrasystolen, keine Knieschmerzen, keine Durchfälle mehr. Allmählich körperliche und seelische Stabilisierung bei gutem Allgemeinbefinden. Gewicht 45,2 kg. Beim Versuch, die Ernährung gelegentlich zu lockern (Süßspeisen!), jedesmal sofort Reaktion mit Durchfällen und Bauchschmerzen.

Rezidivierende Gallenblasenentzündungen

Patientin U. B., 44 Jahre, kommt am 15. 5. 1984 in die Sprechstunde.

Aus der Vorgeschichte: Gallenblasenentzündung, Hüftgelenkentzündung seit 1982. Mit 18 Jahren Herzjagen, Kropf mit 21 Jahren. Stuhlverstopfung, deshalb Abführmittel. Seit 5–6 Jahren Druck im Leib. Vor 3 Jahren Röntgenaufnahme der Gallenblase ohne Befund. Kreuzschmerzen, zeitweise Hüftschmerzen.

Bisherige Ernährung: Übliche Zivilisationskost mit Fabrikzucker, Auszugsmehlen, gekochten Speisen.

Nach ausführlicher Beratung Umstellung auf fabrikzuckerfreie Kost mit Frischkostzulage, Vollkornprodukten statt Auszugsmehlen. Allmähliche Besserung der jahrelangen Beschwerden.

11.2.1985 erneuter Besuch: Zustand gebessert.

20.8.1985 Kontrolle. Ohne Beschwerden.

Morbus Crohn

Patient E.A., 33 Jahre, Morbus Crohn (chronische Dünndarm- und Dickdarmentzündung) seit 8 Jahren.

Kommt am 19. 12. 1983 erstmalig in die Sprechstunde. Er weiß, daß die Krankheit als unheilbar gilt.

1. Operation 1977 – 1 m Dünndarm wird entfernt

2. Operation 1983 – ¾ m Dünndarm wird operativ entfernt. Anschließend viel Beschwerden durch Stenosen und Fistelbildung. Völlegefühl. Ißt alles, da bisher keine Ernährungsvorschriften.

Nach Umstellung auf vitalstoffreiche Vollwertkost unter *strenger Vermeidung* von Fabrikzucker laufende Besserung der Beschwerden.

Drei Monate später ohne Beschwerden.

Morbus Crohn

Patientin H. B., 31 Jahre, kommt am 19.5.1981 erstmalig in die Sprechstunde.

Vorgeschichte: Morbus Crohn, Beginn vor ca. 7 Jahren. Mit 18 Jahren Gallensteine entfernt, zuerst als Blinddarmentzündung angesehen. Blut im Stuhl. Analfistel operiert. Oktober 1978 Appendektomie (Entfernung des Blinddarms), bei dem sich ein großer Conglomerattumor herausstellt als Zeichen chronischer Entzündung. Behandlung mit Azulfidinetabletten ohne Erfolg.

2. Operation nach 14 Tagen: Eiter entleerte sich. Anschließend Darmfistel.

3. Operation nach ¼ Jahr. 30 cm Dünndarm entfernt. Anschließend Durchfälle und ständige Bauchschmerzen.

Darmblutungen im Sommer 1980. Schwarzer Stuhl. Infusionen. Darmspiegelung. Ergab chronische Entzündung des Dickdarms. Colo-Pleon kein Erfolg. Bisher keine diätetische Beratung. Das heißt: ißt Zivilisationskost mit Auszugsmehlen und Fabrikzucker.

Bei Behandlung mit einer fabrikzuckerfreien Kost mit Vollkornbroten statt Broten aus Auszugsmehlen, einem Frischkostanteil, Frischkornbrei, kommt es zur laufenden Besserung bis zur völligen Beschwerdefreiheit. Unterstützung durch homöopathische Behandlung: Aethiops antimonialis D3, 3 × 1 Tbl. täglich und Magnesium phosphoricum D6, 3 × 1 Tabl. täglich.

Kontrolle: 11. 8. 1981 } völlig beschwerde-
Kontrolle: 15. 10. 1981 } frei

Colitis

Patientin D. E., 70 Jahre, mit hartnäckiger Colitis (Dickdarmentzündung). Durchfälle seit 30 Jahren. Gallenblase war wegen häufiger schwerer Gallenkoliken und Steinen entfernt worden. Danach Gelbsucht.

Bei Einlieferung ins Krankenhaus täglich bis zu 10 dünne Stuhlentleerungen. Häufiges Erbrechen, Müdigkeit, After wund. Bläschen im Mund.

Patientin aß übliche Kost. Täglicher Genuß von Süßigkeiten und Fabrikzucker.

Die Behandlung bestand in einer frischkostreichen Vollwertkost. Wegen Zahnlosigkeit mußte Kost passiert gegeben werden. Innerlich Aloe D 3 und China D 4.

Unter dieser Behandlung normalisierte sich die Stuhlentleerung relativ rasch bereits nach 14 Tagen.

Nach 20 Tagen war die Patientin völlig beschwerdefrei und drängte auf Entlassung.

Adipositas

Patientin G. M., 17 Jahre, mit starker Adipositas (Fettsucht). Bei Aufnahme im Krankenhaus 106,4 kg Körpergewicht bei einer Größe von 164 cm (Idealgewicht wäre 50–59 kg!).

Oberschenkelumfang rechts 76 cm, links 73 cm.

Seit dem 4. Lebensjahr bestand bei der Patientin eine starke Adipositas, die schon einmal als Morbus Cushing diagnostiziert wurde. Übliche Ernährung mit raffinierten Kohlenhydraten.

Nach bereits ambulant eingeleiteter frischkostreicher Ernährung (Ausgangsgewicht 113,6 kg!) erreichte die Patientin in der Klinik unter reiner Frischkost, die sie lieber in ganzen Stücken und nicht als Salat zu sich nahm, und physikalischer Behandlung eine erfreuliche weitere Gewichtsabnahme von 13,6 kg.

Zahlreiche hydrotherapeutische Maßnahmen unterstützten die Behandlung.

Innerlich Graphit D 6, 3 × 1 Tbl.

Entlassung nach 7 Wochen.

Kontrolluntersuchung nach 1 Jahr: Seit der Entlassung führte die Patientin eine vitalstoffreiche Vollwertkost „mit Abweichungen" durch und nahm weitere 7,3 kg ab.

Patientin kommt zum zweiten Mal in klinische Behandlung. Aufenthalt 5 Wochen. Unter Frischkost bei gutem Wohlbefinden weitere 11 kg Gewichtsabnahme.

Erneute Kontrolle: Nach wiederum einjähriger „relativer Einhaltung" der Ernährungsempfehlungen begann die Patientin eine weniger strenge Kostform mit Brot aus Auszugsmehlen, Fleisch, Gemüse, abends Brot mit reichlich Aufschnitt, gelegentlich Schokolade. Sie nahm in sehr kurzer Zeit rasch zu. Gewicht 100 kg.

Sie fühlt sich wohl und sozial akzeptiert!

Der Zusammenhang zwischen Einhaltung der Ernährungsvorschriften und Gewichtskurve springt in die Augen.

Stuhlverstopfung, Müdigkeit, Schmerzen in der Herzgegend

Patientin G. B., 40 Jahre, kommt am 4. 11. 1981 erstmalig in meine Sprechstunde. Klagt seit 2 Jahren über Schmerzen in der Herzgegend, Müdigkeit, Stuhlverstopfung. Ißt täglich 1 Tafel Schokolade. Waerland-Kur und Mayr-Kur ohne Erfolg.

Behandlung: Absetzen der Schokolade und anderer Süßigkeiten. Verordnung einer fabrikzuckerfreien Vollwertkost. Anstelle von Auszugsmehlprodukten Vollkornbrot, Frischkornbrei.

7. 12. 1982 – keinerlei Beschwerden mehr.

Ekzem, spastische Bronchitis

Patientin, C. E., 16 Jahre, erste Beratung am 1. 9. 1983. Ekzem am ganzen Körper und spastische Bronchitis mit asthmatischen Beschwerden. Beginn der Erkrankung mit 3½ Jahren. Bisherige Behandlung ohne Erfolg. Vorübergehend bei Aufenthalt an der Nordsee besser.

Ausführliche Beratung. Umstellung der Ernährung: fabrikzuckerfreie Vollwertkost und strikte Vermeidung des tierischen Eiweißes. Homöopathische Verordnung von Calcium carbonicum LM 18.

Erneuter Besuch 9. 1. 1984. Keinerlei Krankheitserscheinungen mehr. Beschwerdefrei.

Forderndes Schlußwort

Diese zunächst rein empirisch gewonnenen Beobachtungen, die den Vorteil haben, leicht nachprüfbar und durchführbar zu sein, eröffnen ungeahnte therapeutische Möglichkeiten. Sie berechtigen aber auch andererseits im Verein mit den Ergebnissen der Vitaminforschung, von einer Schlüsselstellung des Zuckers in der Entstehung und Unterhaltung von Krankheiten zu sprechen.

Noch eindringlicher wird die ungeheure Bedeutung des Zuckerproblems, wenn man bedenkt, welch unvorstellbare Mengen Zucker konsumiert werden. Von den ca. 90 Millionen Tonnen, die die gesamte Zuckererzeugung der Welt ausmachen, verbraucht Westdeutschland allein ca. 3 Millionen pro Jahr.

Aus dem vorliegenden, hier zusammengestellten erdrückenden Beweismaterial aus der Vitaminforschung, der internationalen wissenschaftlichen Literatur und den eigenen an über dreißigtausend Kranken gewonnenen Beobachtungen erwächst die klare Forderung, den alten Schlendrian in der Ernährung der Kranken und der noch Gesunden zu verlassen. Eine revolutionäre Wandlung der Ernährung, vor allem der bisher üblichen krankmachenden Magen-Darm-Schonkost, der sogenannten Diät, tut dringend not.

Der Verzehr von raffinierten Kohlenhydraten – besonders der Fabrikzuckerarten – ist einzuschränken, in manchen Krankheitsfällen sogar strikt zu meiden.

Die Kostform der Zukunft ist für Gesunde und Kranke gleichermaßen ohne Ausnahme die vitalstoffreiche Vollwerternährung.

Nur damit besteht Aussicht, die Lawine der ernährungsbedingten Zivilisationskrankheiten mit zur Zeit mehr als 80 Milliarden Euro Kosten jährlich überhaupt noch einzudämmen. Die bereits entstandenen Dauerschäden jedoch sind irreparabel und gehen auf Grund fehlender objektiver Information eindeutig zu Lasten der Solidargemeinschaft – also jedes einzelnen braven Steuerzahlers.

Frage: Was tun die verantwortlichen Politiker, um diesem Mißstand abzuhelfen???

Antwort: ---, denn längst hängen die Industrienationen am Zucker wie Fixer an der Nadel.

Eine gesundheitspolitische Tragödie mit kriminell anmutenden Ausmaßen!

Stichwortverzeichnis

AABA-Status 121
Abführmittel 23
Abschwächung der Sehnenreflexe 189
Acesulfam-K 79
Acetessigsäure 175
Acetylcholin 175, 180, 181
Aderhaut 201
Adrenalin 184
Ätzkalk 67
Ahornsirup 82
Akne 262
Akzeleration 155, 163, 168
Alkohol 57
Allergien 49
Alpha-Ketoglutarsäure 176, 183, 210
Anacidität 278
Aneurin 171, 184
Aneurinmangel 182f.
Angst- und Erregungszustände 207
Angstzustände 189
Apfelsäure 205
Appetitlosigkeit 189, 215
Arteriosklerose 48, 255
Arthritis 48, 295
Arthrose 48
Aspartam 79
Auftreibung 190

Bandscheibenschäden 48
Bastard-Zucker 70
Bauchbeschwerden 81
Bauchspeicheldrüse 278
Bauchspeicheldrüsenerkrankungen 48
Befruchtung 201
Bequemlichkeit 52
Beriberi 186f.
Bernsteinsäure 176
Biologische Wirkstoffe 59
Biotin 171
Blähungen 81, 291
Blasenentzündungen 49
Brauner Zucker 68ff.
Breitbandenzymgifte 251
Brennen in den Füßen 213
Brenztraubensäure 174ff., 180f., 183, 210, 214
Bronchitis 301
Brustkrebs 128

Calcium 69
Carcinombehandlung 265
Chlorophyll 60
Cholecystopathiker 278
Cholesterinwerte 23, 255f.
Cleave und Campbell 77, 260f., 276
CMA 97ff., 149
Cocarboxylase 177, 179
Coli-Infektionen 276
Colitis 295, 299
Colitis ulcerosa 21
Cyclamat 78

Dämmerungssehen 201
Darmflora 291
Das Verträglichkeitsproblem 279, 280
Demerara 83
Depressionen 215
depressive Stimmung 188f.
Dermatitis 208, 215
Desorientiertheit 189
Deutsche Gesellschaft für Ernährung (DGE) 102f.
Dextrose 61, 71
DGE 102, 113, 148
Diabetes 53f., 77, 192, 260
Diabetiker 258
Diarrhöen 190, 208
Dickdarmerkrankungen 48
Dilatation des rechten Herzens 190
Disaccharide 61
Dünndarmerkrankungen 48
Durchfall 81, 190
Dysbakterie 291

Eben-Ezer 246
Ekzem 301
Entzündungen der Luftwege 48
Enzymen 81
Erbrechen 189, 190, 208
Ergrauen der Haare 213
Erkältungen 49
Erkrankungen der Verdauungsorgane 48
– des Bewegungsapparates 48
– des Nervensystems 49
Ernährungsbedingte Zivilisationskrankheiten 43, 46, 48f., 52, 77, 105, 276
Ernährungsversuch 243
Essigsäure 180, 182, 210
Extrasystolen 189, 295
Fabrikzuckerarten 57, 81
Farbensehen 201

FDA 115f., 118, 120f., 126
Fehler der vorigen Generationen 54
Fermentstörungen 48
Fett-Theorie 255
Fettresorptionsstörungen 182
Fettstühle 203
Fettsucht 48, 262
Fissuren 202
Fluoridierungskampagnen 250
Forschungsergebnisse 106
Frischkornbrei 288
Frischkost 289, 294
Fruchtzucker (Fructose, Laevulose) 61, 63, 65, 71, 76f.
Frühgeburten 193, 202

Galaktose 63
Gallenblasenerkrankungen 48
Gallensteine 48, 257
Gastritiker 278
Gastroenteritiden 190
Gebärmutterblutungen 185
Gebißverfall 48
Gedächtnisstörungen 189
Gekochtes Obst 285
Gelbsucht 26
Gelierzucker 71
Genußmittel 57, 287
Gesellschaft für Gesundheitsberatung (GGB) 50
gestörter Schlafrhythmus 189
Gesundheitsgefährdung 16
Gesundheitszentrum Lahnhöhe 49
Getränk 287
Gewichtsverlust 189
Gewichtszunahme 189
Gewöhnung 160
Gewohnheiten 53
Gicht 48, 191
Glucose 61, 63, 71
Glucoseinfusionen 143
Glutamin- und Asparaginsäure 210
Glycyrrhizin 80
Glykogen 62
Glykogenbildung 176
GRAS-Status 121, 134
Grundsorte 71
Gummibärchen 125

Hagelzucker 71
Haut- und Schleimhautsymptome 202
Hautjucken 207
Heilkost 290

Hepatitis 24, 27
Herzinfarkt 48, 255 f., 276
Herzjagen 296
Herzklopfen 189
Honig 109, 138, 293
Hüftgelenkentzündung 296
Hülsenfrüchte 286
Hypaesthesien der Füße 189
Hyperaesthesie 207
Hypophysenvorderlappens 186
Hypovitaminosen 194

IME 98
Infekte 213
Informationskreis Sichere Kinderernähung 141
Invertzucker 71
Isoglucose 81

Kaffee 57, 287
Kalkräuber 254
Kalkstoffwechsel 253
Kalziumsulfit 67
Kandis 72
Karamel 72
Kariesbefall 248
Kassenfallen 145
Katarrhe 48
Katase 252
Kinderlähmung 259
Kindertees 144
klinische Erfahrungen 277
Körperverletzung 144
Kohl 286
Kohlenhydrate 65, 174
Kohlenhydratstoffwechsel 173
kolikartige Schmerzen 190
Kollath 103, 148, 232, 277, 293
Kombinationsdiätetik 281
Kompott 285
Konstitution 54
Kopfschmerzen 189
Kopfschmerzen, Migräne 25
Krampfadern 276
Krankendiäten 223
Krankenhaus Eben-Ezer 279
Krankheitsfälle 295
Krankheitsursachen 41 ff.
Kreatinhaushalt 184
Krebs 49, 127, 264, 290
Kribbeln 189
Kriminalität 268
Kristallzucker 72
Kropf 296
Kuchen wie Gift 23, 284

Lactose, Milchzucker 63, 72
Laevulose 61, 72
Lebensbedingte Krankheiten 43 ff.
Lebensberatung 290
Lebererkrankungen 48, 267
Leberschäden 48, 266
Leberschutzwirkung 185, 211
Leistungsschwäche 188
Leupold 264

Goldsworthy 243
Magen-Darmatonie 189, 191
Magen-Darmstörungen 191
Magen- und Zwölffingerdarmgeschwür 276
Magenbeschwerden 22
Magenempfindlichkeit 23
Magengeschwüre 190, 263
Magerkeit 295
Maiszucker 72
Maltose, Malzzucker 63, 65, 72
Mangelnde Infektabwehr 48
Mannit 80
Marmelade 285
Mascovado 83
Mastitiden 193
Mastopathien 185
Medien 53, 95
Melasse 68, 72, 83, 159
Menstruationsbeschwerden 193
Metastasen 127
Meteorismus 291
Metro- und Menorrhagien 193
Michiganuntersuchung 245
Milchsäure 205
Milchschnitte 148
Milchzucker 65, 73
Mineralstoffe 274
Miraculin 80
Mißbildungen 201, 212
Mönchweiler 249
Monelin 80
Monosaccharide 61
Morbus Crohn 47, 297
– Cushing 300
Müdigkeit 188, 207 301

Nägel, brüchig 203
Nahrungsverweigerung 190
Nebennierenrinde 184, 212
Neohesperidin 80

Nervosität 207
Netzhaut 201
Niacid 171
Niacin 69
Nierenbeckenentzündungen 49
Nierensteine 48
Nikotin 146

Obstipation 278, 284
Oedeme 186, 190
Osteoporose, Gallensteinen 22
Oxalessigsäure 214

Palatinit 80
Pantothensäure 171, 210
Pantothensäuremangel 210ff.
Paraesthesien 189, 208
Parodontose 48
Phenyl-Ketonurie 79
Phosphathaushalt 179
Phosphoressigsäure 175
Photosynthese 60
Pilézucker 73
Plattenzucker 73
Polysaccharide 62
Pudding 284
Puderzucker 73

Raffinade 73
Rapadura 85
Regel der 20 Jahre 276
Repressalien 15
Resorptionsgeschwindigkeit 265
Resorptionsstörungen 275
Rezidivierende Gallenblasenentzündungen 296
Rhagaden 202
Rheuma 46, 54
Rhythmusstörungen 209
Riboflavin 171
Rohkostmenge 289
Rohrzucker 62ff., 73, 76, 109
Rohzucker 68f., 159
Rübensirup 74
Rübenzucker 74

Saccharidose 276
Saccharin 78
Saccharose 62ff., 74, 81f., 138, 159
Säfte 285
Salzsäurebildung des Magens 182
Sandzucker 74
Schilddrüse 184, 212
Schilddrüsenüberfunktion 185
Schlaffheit des Abdomens 190
Schlaflosigkeit 207
Schlafstörungen 32

SchlaganfallThrombosen 48
Schlappheit 188
Schmerzen in der Herzgegend 301
Schulnoten 146
Schwäche der Beinmuskeln 189
Schweißneigung 189
Sirup 74
Sorbit 80
Speichelfluß 208
Spezialistentum 41
Stärkesirup 74
Staubzucker 74
Stevia 86
Stoffwechselkrankheiten 48
Stuhlverstopfung 48, 301
Subacidität bis Achylie 189
Sucanat 83
Sucht 160
Südzucker-Monopol 114
Süßstoff Cyclamat 133
Süßstoffe 77 f.
Süßwarenautomaten 146
Süßwarenmesse 147
Symptomatische Linderungsbehandlung 42

Tabak 57
Tachycardie 190
Tee 57
Thaumatin 80
Thrombosen 48
Thyroxin 185
Tierversuch 66
Toxische Gesamtsituation 45
Traubenzucker 61, 65, 74
Traubenzuckerstufe 61
Trockenglucose 75
Tumorbildung 264

Übelkeit 81
Übergewicht 145
Ulcusbildung 263
Umweltbedingte Krankheiten 43
Unverträglichkeit 83, 278, 281, 294
Unwissenheit 52
Ur-Zucker 83
Ursachen 50, 52
Ursächliche Heilbehandlung 42

Vanillezucker 75
Vanillinzucker 75
Verbrauchszucker 75
Verdauungsapparat Störungen 183
Verdauungsstörungen 48
Vergeßlichkeit 207
Verhaltensstörungen 163, 268

verringerte Urinabsonderung 190
Verstopfung 189
Vielfachzucker 62
Vipeholm-Studie 245
Vitalstoffe 59, 77, 236, 280
Vitaminforschung 170, 238
Völlegefühl 291
Vollrohrzucker 84

Wasserhaushalt 186, 192, 209
Wehenschwäche 193
Weiß- und Graumehlprodukte 284
Werbeetat 130
Werbung 55f., 85, 93f., 96, 98, 118, 145, 147
Wirbelsäulenschäden 48
Wirtschaftliche Interessen 54
Wirtschaftliche Vereinigung Zucker e. V. Bonn 11, 92f., 96, 117, 129, 135
Wissenschaftliche Forschung 54
Würfelzucker 75

Xylit 80

Zahnfehlstellungen 48
Zahnkaries 32, 48, 53, 107, 238, 249ff.
Zeitfaktor 53
Zitronensäure 175
Zitronensäurestoffwechsel 176
Zucker-Marktwirtschaft 130
Zuckercouleur 75
Zuckerfütterungsversuche 253
Zuckerhut 75
Zuckerkrankheit 48, 276
Zuckerproduktion 67
Zuckersucht 160
Zuckerverbrauch 110f.
Zweifachzucker 61
Zwischenprodukte des Zuckerumsatzes 205

Literaturnachweis

1. Abderhalden, E.: Die Grundlagen unserer Ernährung und unseres Stoffwechsels, Berlin 1946
2. Abderhalden, R.: Vitamine, Hormone, Fermente, Urban und Schwarzenberg 1953
3. Abs, O.: Die Eskimoernährung und ihre gesundheitlichen Auswirkungen, Leipzig 1959
4. Altner, G. et al (1988): Gentechnik und Landwirtschaft, Müller Verlag, Karlsruhe
5. Ardenne, v. M./Halden: FAZ 27.10.1971 über Ursachen des Herzinfarkts
6. Bässler/Fekl/Lang: Grundbegriffe der Ernährungslehre, Springer Verlag Heidelberg
7. Barthelheimer, H.: zit. in WELT v. 3.10.1975
8. Beiglböck, W. und Clotten, R.: Stoffwechselwirkung der Pantothensäure beim Menschen (und im Tierversuch), Verh. Dtsch. Ges. inn. Med. 1955, 61. Kongr. 409–414
9. Bernhard, K. und Bollag, H.J.: Schweiz. med. Wschr. 91, 7: 208–210, 1961
10. Best, C.H., Stanley W. Hartroft, Lucas, C.C. und Jessie H. Ridout: Liver damage produced by feeding alcohol or sugar and its prevention by choline. Brit med. Journ, 1949, Vol. II, 1001–1006, Ref. Kongr. Zentr. Bl. f. d. ges. inn. Med. Bd. 125, S. 445 (1950)
11. Bicknell, Fr.: The English Complaint, London 1952
12. Binder/Wahler: Zucker – nein danke, Heyne Verlag 1987
13. Bircher, R.: Kanadische Zahnmisere, Wendepunkt 1961
14. Biskind: Vitamins and Hormones 1946, 4, 147
15. Bommer, S.: Zur Geschichte der menschlichen Ernährung, Münch. med. Wschr. 1957, 11, 357
16. Braendli-Wyss: Schweiz. med. Wschr. 1943, 1028; 1945, 40

17. Bramsel, H.: Kongr. d. Dtsch. Ges. f. Ernährung, Mainz 1959
18. Brandes, J. W.: Zuckerfreie Diät – eine neue Perspektive zur Behandlung des Morbus Crohn, Zeitschr. f. Gastroenterologie 19/1981
19. Briem: Pflügers Archiv 1939, 242, 450
20. British Journal of Urology, 1982, 575–577, über Zucker als Risikofaktor bei Nierensteinbildung und Hyperkalziurie
21. Broeder/Engel: Münch. Med. Wschr. 1938, 88
22. Brück, D.: Diät bei Magen-, Darm-, Gallenkrankheiten, Medizin heute, 1957, 9, 457
23. Bruker, M. O.: Diätetische Behandlung der Magen-Darmerkrankungen. Naturheilverfahren Bd. IV, 118 (1955), Hippokrates-Verlag
24. Bruker, M. O.: Die Schlüsselstellung des Zuckers in der Pathogenese, Diaita 6, Dez. 1958; Diaita 6, Dez. 1960
25. Bruker, M. O.: Die Schlüsselstellung des Zuckers in der Krankheitsentstehung, Gesundes Leben, Medizin. Polit. Rundschau 4/1961
26. Bruker, M. O.: Zucker zaubert – Krankheit herbei, Du u. d. Welt, H. 8, S. 34, 1961; Der Naturarzt 6, S. 161, 1961
27. Bruker, M. O.: Atherosklerose – auch ein Kohlenhydratproblem, Ärztl. Praxis 1964, Nr. 46, 1958/59
28. Bruker, M.O.: Therapie der Pankreopathien, Diaita 5/1959
29. Bruker, M. O.: Herzinfarkt und Arteriosklerose durch Fabrikzucker und entkeimtes Mehl, Der Naturarzt 2/1965, S. 37–40
30. Bruker, M. O.: Leber-, Galle-, Magen-, Darm- und Bauchspeicheldrüsenerkrankungen, emu-Verlag, 1986
31. Bruker, M. O.: Diabetes und seine biologische Behandlung, emu-Verlag 1988
32. Bruker, M. O.: Herzinfarkt, Herz-, Gefäß- und Kreislauferkrankungen, emu-Verlag 1988

33. Bruker, M. O.: Idealgewicht ohne Hungerkur, emu-Verlag, 1988
34. Brunner-Frei, J.: Kampf gegen die Karies, Praxis Bern. 1958, v. 25. 9. 1958, S. 39
35. Brzezinski/Bromberg/Braun: J. Obstet. Gyn. 54, 182, 1947
36. Buchinger, O.: Schädlichkeit des raffinierten Zuckers, Hippokrates 1951, 14, 397
37. Büttner, Prophylaxe der Karies, Dtsch. Therapiewoche Karlsruhe 1960, Ref. Ärztl. Praxis 1960, 1794
38. Büttner, W.: Ernährungsphysiologische Bedeutung der Verarbeitung von Nahrungsmitteln in Industrie und Haushalt, Landarzt 1960, 1241
39. Bundesgesundheitsblatt v. 26. 5. 1972 über Warnungen der Jugendzahnärzte vor zuckerhaltigen Genußmitteln
40. Carere-Comes: Klin. Wschr. 1943, 339
41. Carlström/Sjögren/Lövgren: Klin. Wschr. 1941, II, 793
42. Caro de: Farmaco 1946, 1, 16
43. Cleave, T. L./Campbell, G. D.: Diabetes, Coronary Thrombosis, and the Saccharine Disease, Verlag John Wright & Sons Ltd. Bristol. Herausgeber der dt. Ausgabe M. O. Bruker: Die Saccharidose, Bircher-Brenner-Verlag, Bad Homburg
44. Cohn, C., Joseph, D.: Role of rate of ingestion of diet on regulation of intermediary metabolism. Metabolism 1960, 9, 492
45. Cremer, H. D.: Die ernährungsphysiologische Bedeutung von Zucker. Die Medizinische 1956, 41. 1458–60
46. Cremer/Huth/Aign: Verbraucherdienst 10/75
47. Czok, G. und Bramsel, H.: Klin. Wschr. 37, 195, 1959
48. Dam, H.: Die ernährungsphysiologischen Eigenschaften der Fette, Verlag Steinkopf 1958
49. DM, Heft 2/73
50. der artikulator, Zeitschrift für kritische Zahnmedizin, Herausgeber VDZM Bonn
51. DER SPIEGEL, 10/86

52. Der Zuckerfilm, Video, Dt. Fassung: Gesellsch. f. Naturheilkunde Deutschland e.V., München
53. Deutsche Gesellschaft für Ernährung DGE, Ernährungsumschau 3/73
54. Deutsche Gesellschaft für Ernährung DGE: 10 Regeln für eine vernünftige Ernährung, 1976
55. Ditschuneit, H.: Gesundheitsmagazin Praxis, 1974
56. Doxiades: Ärztl. Wschr. 1946, 1, 84
57. Drummond-Wilbraham: The Englishman's Food, London 1939
58. Dupuis, Y. und Fournier, P.: Wirkung der Verabreichung einiger Zucker auf die Calcium-Verwertung und die Calciaemie von jungen zuvor kalkarm ernährten Ratten. C. R. Acad. Sci. 248, 2246–48, 1959
59. Du und die Welt: Mit Messer und Gabel gegen Gebißverfall, 1961, H. 1, 32
60. Eichholtz, F.: Die biologische Existenz des Menschen in der Hochzivilisation, Verl. G. Braun, Karlsruhe
61. Elsom: J. Clin. Invest. 1935, 14, 10
62. Elvehjem, C. A.: Early experiences with niacin, Nutr. Rev. 11, 10, 1953
63. Elvehjem, C. A.: Nicotinic. acid. in nutrition. A. Int. Med. 13, 2, 1939
64. Enzymologie, Neues aus der: Literaturdienst Roche v. 4.4.1960
65. Ernährungsbericht der Bundesregierung 1972–1988
66. Euler, H.: Verh. Dtsch. Ges. inn. Med. 604, 1939
67. Euler, H.: Die Karies-Ätiologie, München 1948
68. Euler und Werner: Dtsch. Zahnärztl. Wschr. 29, 1936
69. Evans, W.: In Medical Tribune 1.8.80
70. Foà/Smith/Weinstein: Arch. Biochem. 1947, 13, 449
71. Gassmann, B.: Lebensmittelindustrie 1983, süss aktuell 3/83
72. Géronne: Verh. Ges. Inn. Med. 1936, 48, 96
73. Gesundes Leben. Wir leben viel zu süß, 1960, H. 2. Ref. Heilkunde, Heilwege 1, 19, 1960

74. Gillham, J./Lennon, D.: Über die Ernährung der Hopewood-Kinder (The biology of the children of Hopewood-House, Bowral), Aust. Dent. J. 3, Nr. 5, 309–330, 1958: Nr. 6, 378–398, 1958
75. Glatzel, H.: Zahnkaries und Haftfähigkeit der Zähne, Med. Klin. H. 5, 196; H. 6, 235, 1961
76. Glatzel, H.: Für und Wider den Zucker, Verbraucherdienst 1960, Nov./Dez. 190
77. Goldsworthy, N. E.: Ernährung und Zahngesundheit in Australien, Médicine et Hygiène (Genf) v. 30. 1. 1960, Bericht vom Weltkongr. der Univers. Alabama, Ref. Wendepunkt 1960, 11, 443–448
78. Gounelle, Hugues: Le sucre roux, Engouement sans preuves, Presse médicale 28, 665, 1956
79. Goutzea: Bericht über Folgen des übermäßigen Zuckerkonsums auf Grund eigener klin. Untersuchungen
80. Greth: Dtsch. Zahnärztl. Wschr. 313, 1938
81. Griffith: The physiologic role of vitamins, Amer. J. Med. 666–672, 1958
82. Groh, L.: Unsere heutige Ernährung – eine Fehlernährung, Naturarzt 1961, Nr. 1, 19
83. Gueffroy, Luce: Münch. Med. Wschr. 1941, I, 159
84. Hadnagy, C. und Horvath: Die Rolle des Vit. B 12 im Kohlenhydratstoffwechsel, Wien. Zeitschr. inn. Med. 1957, 293–296
85. Hadnagy, C. und Horvath: Die Wirkung des Vit. B 12 auf den Kohlenhydratstoffwechsel. Zeitschr. f. ges. Med. 1959, 14, 8, 395
86. Haller v., A.: Gefährdete Menschheit, Hippokrates Verlag Stuttgart 1956, 1986
87. Haller v., A.: Die Küche unterm Mikroskop, Econ-Verl. Düsseldorf 1959
88. Haller v., A.: Der Streit um den Zucker, Verl. Boden und Gesundheit, Langenburg
89. Hartlmaier, K. M.: Ernährung und Gebißgesundheit, Diaita 1961, S. 16, H. 6

90. Harris: Ann. Int. Med. 1930, 4, 149
91. Hearing vor US-Senat 1973 in Washington mit Campbell, Cleave, Yudkin, Cohen (süss aktuell 1/2/81)
92. Heaton, K. W.: The sweet road to gallstones, Br. Med. J., 288, 1103–1104, 1984
93. Heaton, K. W.: Food intake regulation and fiber, S. 223–238, in Medical aspects of dietary fiber. Ed. Spiller, G. A., Mc Phearson, K. R.: Plenum Publushing Corporation, New York 1980
94. Heepe, F.: Über die Notwendigkeit und praktische Durchführbarkeit einer wirkungsvolleren Vitaminaufwertung der Krankenkost. Ernährungsumschau 1961, H. 4, S. 101
95. Heidelberg-Wiesloch-Studie, Prophylaxe der Herz-, Kreislaufkrankheiten, Verlag Paul Haupt, Stuttgart/Bern
96. Heilmeyer, Med. Klin. 1946, 241
97. Hejda, S.: Ref. 1984 in Karlsbad über Einfluß des hohen Zuckerkonsums auf den menschlichen Organismus auf Grund eigener klin. Untersuchungen
98. Herber-Ohly: Lebensgefährliche Lebensmittel, H. G. Müller-Verlag, Krailing, 1954
99. Herrmann, M.: Aufgaben des Praktikers bei der Zahnerhaltung, Bericht vom Therapiekongreß 1960 in Ärztl. Praxis 1960, S. 1796
100. Heupke, W.: Vitalstoffe 1956, 1, 27
101. Heupke, W.: Zucker als Kalk- und Vitaminräuber, Ärztl. Praxis 1957, 2, 12
102. Heupke, W.: Zahnkaries, Therapiekongr. Karlsruhe 1960; ref. Ärztl. Praxis, 1960, S. 1793
103. Hoffmann, S.: Die Bekämpfung der Zahnkaries in ausgefahrenen Bahnen, Neue Züricher Zeitung Nr. 919, vom 19. 3. 1960, ref. Wendepunkt 1960, H. 11, S. 455
104. Horanyi-Hechst: Nervenarzt 1940, 13, 1972
105. Höygaard, A.: Studies on the nutrition and physico-pathology of Eskimos, Skrifter av de Norske Videnskaps-Akademi, Oslo, J. Nat. Naturv. Klasse, Nr. 9, 1940, Oslo 1941

106. Hulse/Weismann/Stotz/Clinton/Ferrebee: Amer. Int. Med. 1944, 21, 440
107. Hülsmann, H. und Eiardt, W. S.: Die Frontzahnkaries im Milchgebiß unter besonderer Berücksichtigung der zirkulären Karies. Dtsch. Zahnärztl. Zeitschr. H. 20, S. 1390 bis 1395, 1960
108 Imfeld, Al: Zucker, Unionsverlag Zürich, 1983
109. Jaernerot, G./Jaernomark, I./Nilsson, K.: Consumption of refined sugar by patients with Crohns disease, ulcerative colitis or irritable bowel syndrome. Scand. J. Gaströnterol. 18, 999–1002, 1983
110. Jolliffe/Goodhart/Gennis/Cline: Amer. J. Med. Sci. 1939, 198
111. Jolliffe, Colbert: J. Amer. Med. Ass. 1936, 107, 642; Amer. J. Med. Sci. 1936, 191, 515
112. Jung: Beiheft 1 zur Zeitschr. Vitaminf. Bern 1940
113. Kaspar, H./Zang, E.: Übergewicht – Grundlagen und Diätprogramme für Arzt und Patient, Verl. Urban und Schwarzenberg, München
114. Kaspar, H.: Ernährungsdienst Haushalt und Heim, 1987, Kommentar zum Sugar-Report der FDA
115. Kassen-Zahnärztliche Vereinigung Nordrhein: Zähne gut – alles gut, 1976
116. Katase, A.: Der Einfluß der Ernährung auf die Konstitution des Organismus. Ergebnisse experimenteller Forschung. Urban und Schwarzenberg, Wien 1934
117. Kessler, W.: Ernährung und Zähne, Hippokrates, 1954, 14, 440
118. Keys und Mitarbeiter: Amer. J. Physiol. 1945, 144, 5
119. Kieffer, F.: Ref. Ärzte-Symposion auf der NATURA 80 in Basel
120. Kluthe/Zürcher: Symposion Ernährung und Krebs der DGE, 10/82
121. Knick, B.: Dt. Med. Wschr. 8/73 über Zucker als Faktor in der Pathogenese der Atherosklerose
122. Kollath, W.: Zivilisationsbedingte Krankheiten und To-

desursachen, Haug-Verlag Ulm, 1958, Haug-Verlag Heidelberg 1962
123. Kollath, W.: Die Ordnung unserer Nahrung, Haug Verlag Heidelberg
124. Kollath, W.: Der Vollwert der Nahrung und seine Bedeutung für Wachstum und Zellersatz, Haug Verlag Heidelberg, 1983
125. Kollath, W.: Neue Untersuchungen über den Mesotrophie-Komplex und seine Beziehung zu chronischen Mangel- und Zivilisationskrankheiten, Haug Verlag Heidelberg, 1983
126. Kötschau: Medizin am Scheideweg, Haug Verlag Ulm
127. Klussmann, W.: Gebißverfall, Zivilisationskrankheiten und ihre tiefere Bedeutung, Zahnärztl. Wschr. 1944, S. 1–6
128. Klussmann, W.: Der Gebißverfall im Lichte der Biologie, Zahnärztl. Rundsch. 1943, H. 18/19
129. Kraut: Ärztl. Praxis 1961, S. 91
130. Kühnau, J.: Gesundes Leben durch richtige Ernährung, 1974, Bundesvereinigung f. Gesundheitserziehung e.V.
131. Kühnau, J.: Ernährungsumschau 2/76
132. Kühnau, J.: Ref. Fortbild. der Landesapothekenkammer Hessen 1972, Pharmazeutische Zeitung 11/72, süss aktuell 10/72
133. Kühnke, F.: Die Bedeutung der Ernährung für die Entstehung der frühkindl. zirkulären Karies. Arch. Kinderhk. Bd. 145, H. 3, S. 203–213, 1952
134. Kuhl, Joh.: Dichtung und Wahrheit auf dem Krebsgebiet, Med. polit. Verlag, Hilchenbach, 1961
135. Kuhl, Joh.: Der Krebskranke und der Zucker, Gesundes Leben 1961, H. 6, S. 4
136. Lancet I, 60, 7122:476, Peptic. ulcer in town and country. Ref. Monatsspiegel 1960, 6, 133
137. Lang, K.: Biochemie der Ernährung, Verl. Dr. Dieter Steinkopff, Darmstadt 1957
138. Laube/Fußgänger/Pfeiffer: Kongreßbericht der Europäischen Gesellschaft für Diabetologen 1972

139. Lee, Royal: Eine lehrreiche Geschichte über den Zucker, Ref. Reformrundschau 1955, Nr. 11
140. Lenzner, K. und Tornow, W.: Gift in der Nahrung, Hyperion-Verlag, Freiburg 1956
141. Leupold, E.: Die Bedeutung des Blutchemismus, bes. in Beziehung zu Tumorbildung und Tumorabbau, Georg Thieme-Verlag Stuttgart, 1954
142. Lind und Brams: Zahnärztl. Rundschau 38, 1940
143. Lipmann: Adv. Enzymol. 1946, 6, 238
144. Littmann: über zuckerfreie Diät von Morbus Crohn-Patienten in „Leber, Magen, Darm“ 6/82
145. Longenecker, Gavin, McHenry: J. Biol. Chem. 1940, 134, 693
146. Lowry, Pearse: zit. nach Harris-Leong, Lancet 1936, I, 886
147. Lutz, W.: Arteriosklerose und Kohlehydrate, Wiener Zeitschrift für innere Med., H. 1, S. 37, 1962
148. Lutz, W.: Arteriosklerose und Kohlehydrate, Monatskurse f. d. ärztl. Fortbildung, 1963, Nr. 8, S. 448–453
149. Mann und Quastel: Biochem. J. 35, 502, 1941
150. Mansbridge, J. N.: Die Wirkung der Mundhygiene und des Süßigkeitsgenusses auf den Zahnkariesbefall. Brit. Dent. J. 109, 9, 343–354, 1960, Ref. Heilk. Heilwege 1961, 2, S. 46
151. Martin, Z.: Physiol. Chem. 1937, 248, 242
152. Martin/Rennebaum: J. Biol. Chemi. 1943, 151, 417
153. McCarrison: Nutrition and health, Faber & Faber, London 1953
154. Menden, E.: Zucker: gestern Gewürz – heute Gefahr für die Gesundheit, Bild. d. Wiss. 15, 28–34, 1978
155. Mehnert, H.: Dt. Kongreß f. ärztl. Fortbild., in Medical Tribune 12. 10. 1979
156. Mehnert, H.: Interview süss aktuell 3/83
157. Meyer, G.: Diabetesjournal 4/74
158. Meyer, W.: Nahrung und Zähne, Dt. Dent. Zeitschr. 1948, 381–384

159. Meyer, W.: Dt. Mon.schr. Zahnheilk. 1936, Dt. Zahnärztl. Wschr. 1938, 1029
160. Mommsen, H.: Gegen Süßigkeiten für Kinder, Reformrundschau 1950, H. 6
161. Mommsen, H.: Heilkunde auf neuen Wegen, Haug Verlag Heidelberg
162. Moran/Booth: Chem. and Ind. 1940, 59, 533
163. Morgan/Groody/Axelrod: Federation Proc. 6, 415, 1947
164. Mühlemann, H. R.: Zuckerschäden und ihre Verhütung, Neue Zürcher Zeitung 17. 10. 1979
165. Muralt v.: Klin. Wschr. 1939, II, 1403
166. Muralt v.: Die Signalübermittlung in Nerven. Birkhäuser, Basel 1948
167. Nagase: Publ. über Gallensteinbildung in Gastroenterologia Japonica Vol. 14, 1/79
168. Nashed, N.: Umschau in Wissenschaft und Technik 10/79
169. Natural Health, Sugar and Criminal Mind 1970
170. Nikiforuk, G.: Die Vipeholmstudie über die Zahnkaries. Canad. Dent. Ass. J. 1956, 22, 711–750
171. Pedersen, P. O.: Verh. Dtsch. Ges. inn. Med. 1939, 661
172. Pederson, P. O.: Int. Dent. J. 1953, 3, 586
173. Plöger, H.: Ein Beitrag zur Behandlung der Akne, Ärztl. Praxis 1960, 22, 1270
174. Pollmer/Kapfelsperger, Iß und stirb, dtv 1986
175. Price, Weston A.: Dental Infections and the Degenerative Diseases, Cleveland 1923
176. Price, Weston A.: Nutrition and Physical Degeneration. Redlands 1945
177. Proell, Fr.: Zahnaufbau und Zahnzerfall in Abhängigkeit von der Ernährung, Leipzig 1956
178. Proell, Fr.: Z. Stomat. 1939, 37, 1293
179. Reformrundschau 1950, H. 7, Tod durch Zucker
180. Regau, Th.: Medizin auf Abwegen, Kösel-Verlag München
181. Richter, Rice: Amer. J. Physiol. 1944, 141, 346
182. Riemann, J. F.: Zuckerarme und faserreiche Kost bei

Morbus Crohn, Fortschritte der Medizin 102/1984, S. 67–70
183. Rieth, H.-H.: Der Deutsche Arzt 15/16, 1975
184. Roos, A.: Kulturzerfall und Zahnverderbnis, Medizin. Verlag Hans Huber, Bern und Stuttgart 1962
185. Rottka: Ref. Diätetische Prophylaxe und Therapie der Adipositas 1974
186. Sandler, B.: Sonderernährung verhütet Kinderlähmung, H. G. Müller-Verlag Krailing b. München, 1959; Neuaufl. emu-Verlag Lahnstein
187. Schettler, G.: Der Mensch ist so jung wie seine Gefäße, Piper-Verlag
188. Scheunert, A.: Ernährungsfragen und Ernährungsforschung, Hippokrates 1950, 343
189. Schiödt: Acta med. scand. 1934, 84, 456
190. Schlierf/Holtmeier: Aufz. Deutschlandfunk 1979 über Zucker als Dickmacher und Vitamin-B-Räuber
191. Schmidt, H. J.: Ernährung und Zahnkaries, Hippokrates Verlag 1958, 700
192. Schmidt, H. J.: Die Vipeholmstudie. Med. Mschr. 1958, 546–551
193. Schnitzer, J. G.: Gesunde Zähne von der Kindheit bis ins Alter durch richtige Ernährung, Bircher-Benner-Verlag, Bad Homburg, Zürich 1965
194. Schroeder: Z. exp. Med. 1937, 101, 373, Med. Klin. 1938, 792, Münch. med. Wschr. 1938, 733, Verh. Kongr. inn. Med. 1938, 50, 339, Med. Klin. 1939, I, 245, Münch. med. Wschr. 1940, II, 874
195. Schwab, G.: Der Tanz mit dem Teufel, Sponholtz-Verlag Hannover 1958
196. Schwab, G.: Des Teufels Küche, Sponholtz-Verlag, Hannover
197. Schweigart, A. H.: Hippokr. 1957, 9, 271
198. Schweigart, A. H.: Das Vitalstoff-Tabellarium vergr.
199. Siebert, G.: Kommentar zum Ernährungsbericht 1976 im Verbraucherdienst 9/76

200. Societas Biochemica, Biophysica et Microbiologica Fenniae, Finnische Ärztegesellschaft Duodecim und Finn. Ärzteverband: Flugblatt 1953, Aufruf zur Einschränkung des Verbrauchs von Weißbrot und Zucker
201. Sognnaes, R. F.: J. Amer. Dent. Ass. 51, 270, 1955
202. Sognnaes, R. F.: Amer. J. Dis. Child. 75, 792, 1948
203. Sroka, K. H.: Zuckernekrose der Zähne, Dt. Dent. Zeitschr. 1951, H. 39
204. Stefansson, V.: Das Geheimnis des Eskimos, Leipzig 1925
205. Stepp: Zucker als Vitamin-B-Räuber, Med. Klin. 51, 17, 745, 1956
206. Stepp-Kühnau-Schröder: Die Vitamine und ihre klinische Anwendung, Ferd.-Enke-Verlag Stuttgart 1952
207. Stiebeling: zit. nach Williams-Spies, New York 1938, 107
208. Sure: J. Nutrit. 1944, 27, 447
209. Sure, Buchanan: Proc. Soc. Exp. Biol. 1935, 33, 77, J. Nutr. 1937, 13, 513
210. Sydenstricker/Geeslin/Weaver: J. Amer. Med. Ass. 113, 2137, 1939, J. Amer. Med. Ass. 11, 1667, 1939
211. Szabo: Z. exp. Med. 1940, 108, 354
212. Thalar, H.: Medical Tribune v. 20. 10. 1978 über Wirkungen des raffinierten Zuckers auf die Dickdarmpassage
213. Thannhauser: Lehrbuch des Stoffwechsels und der Stoffwechselkrankheiten, Georg Thieme-Verlag, Stuttgart
214. Tiegel, W.: Winke zur Therapie der Darmkrankheiten in der Praxis, Hippokrates 1960, H. 14, 476
215. Toverud, G.: Karies und Ernährung, Prophylakt. Med. 1957, 2. 3. 64–65
216. Tropp, C.: Zucker und Vitaminbedarf, Vitalstoffe 1955, 1, 33
217. Tropp, C.: Klin. Wschr. 1941, 1, 207
218. Vannotti: Rev. med. Suisse rom. 60, 662, 1940, Schweiz. Med. Wschr. 1939, 518, Helv. med. Acta 7, 639, 1941
219. Verbraucherdienst 1/75

220. Verzàr Laszt: Pflügers Archiv 236, 693, 1935, 237, 476, 483, 1937. Z. Vitaminf. 5, 265, 1936
221. Wachholder: Fortschr. Neurol. 1939, 11, 101
222. Waerland: Der weiße Zucker – Das Unheil der weißen Völker, Waerlands Monatshefte 1956, 289–292, 322–325, 356–359; 1957, 2–4, 33–35, 65–67, 107–109, 139–141, 202–205
223. de Wardener, Lennox: Lancet, 1947, I, 22
224. Williams/Mason/Wilder/Smith: Observations on Induced Thiamine Denciency. Arch. int. Med. 1940, 66, 785
225. Wirtschaftliche Vereinigung Zucker e.V.: Zahlen, Fakten, Tendenzen 1986
226. Wohinz, R.: Zucker und Zähne, DZMK 1938, H. 5, S. 901 ff
227. Yudkin, J.: Lancet 1957/II, 155
228. Yudkin, J.: Süß – aber gefährlich, der Zucker-Report
229. Ziegelbecker, R.: Wirkung und Nebenwirkung der Fluoridanwendung in der Kariesprophylaxe. Vortrag auf der Fluor-Enquete der Steiermärkischen Landesregierung am 30. 11. 82
230. Ziegler, E.: Psychische und physiologische Auswirkungen des übermäßigen Zuckerkonsums, Neue Zürcher Zeitung 6/86 u. persönl. Korrespondenz
231. Zucker – Bedürfnis, Zwang oder Sucht? Gottlieb-Duttweiler-Institut, Rüschlikon/Zürich 1981
232. Stevia: Raffinierte Süße von Cornelia Hoicke, Der Gesundheitsberater 4/2000

Ein Verlag, ein Haus, eine Philosophie.

Millionen Bundesbürger kennen den kämpferischen Ganzheitsarzt Dr.-Max Otto Bruker (1909–2001) aus dem Fernsehen, aus Vorträgen, durch den „Mundfunk" überzeugter Patienten. Vor allem lesen sie aber die rund 30 Bücher des schwäbischen Humanisten und Seelenarztes. Mit einer Gesamtauflage von über drei Millionen Exemplaren ist Max-Otto Bruker der wohl bedeutendste medizinische Erfolgsautor im deutschsprachigen Raum. Der – in der Nachfolge des Schweizer Reformarztes Bircher-Benner scherzhaft „Deutschlands Vollwertpapst" genannte – Massenaufklärer, langjährige Klinikchef und Ernährungsspezialist lehrt zwei fundamentale Erkenntnisse Patienten wie Gesunden: Der Mensch wird krank, weil er sich falsch ernährt. Der Mensch wird krank, weil er falsch lebt.

Hinter den Erfolgstiteln des emu-Verlages steht ein bedeutender Forscher und Arzt, eine Bewegung, ein Haus und tausende Schülerinnen und Schüler. 1994 wurde das „Dr.-Max-Otto-Bruker Haus", das Zentrum für Gesundheit und ganzheitliche Lebensweise, auf der Lahnhöhe in Lahnstein bei Koblenz bezogen. Es stellt die äußere Krönung des Brukerschen Lebenswerkes dar: Der lichte Bau mit seinem Grasdach, den Sonnenkollektoren und den Wasserrecyclinganlagen, seinen Seminarräumen, dem Foyer mit der Glaskuppel und dem liebevoll gestalteten Biogarten ist als Treffpunkt für all jene konzipiert, denen körperliche und seelische Gesundheit, ökologische und spirituelle Harmonie Herzensbedürfnis und Sehnsucht sind.

Hinter dem eleganten Halbmondkorpus mit dem markanten Grasdach verbirgt sich eine Begegnungsstätte für Gesundheitsbewusste, Seminarteilnehmer, Trost-, Ruhe- und Anregungsbedürftige.

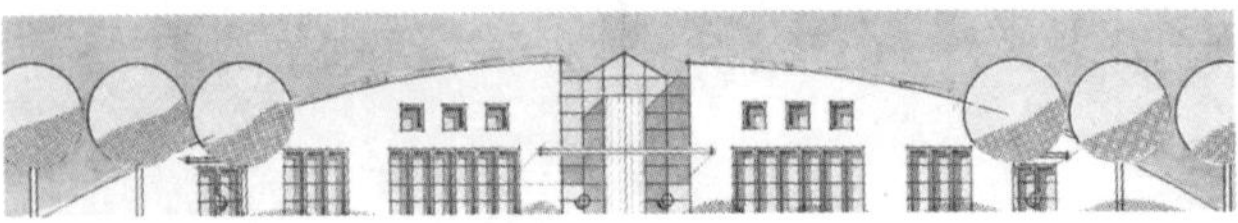

Das Dr.-Max-Otto-Bruker-Haus

Feste Termine:
Jeden Montag, 18.30 Uhr: Fragestunde mit Ilse Gutjahr-Jung (Theorie und Praxis der vitalstoffreichen Vollwertkost)
Jeden Dienstag, 18.30 Uhr: Vortrag Dr. phil. Mathias Jung (Lebenshilfe und Philosophie)
Jeden Mittwoch, 10.30 Uhr: Fragestunde mit Dr. med. Birmanns (Ärztlicher Rat aus ganzheitlicher Sicht)

Ausbildung Gesundheitsberater/in GGB
Lebensberatung/Frauen-, Männer- und Paargruppen
Die vitalstoffreiche Vollwertkost hat ihre Verbreitung, auch im klinischen Bereich, durch die unermüdliche Information und praktische Durchführung von Dr. M. O. Bruker gefunden. Um die Erkenntnisse gesunder Lebensführung und die durch falsche Ernährung provozierte Krankheitslawine ins öffentliche Bewusstsein zu rücken, bildet die von ihm 1978 gegründete „Gesellschaft für Gesundheitsberatung GGB-e.V." Gesundheitsberaterinnen und Gesundheitsberater GGB aus. Über 4000 Frauen und Männer haben bislang die berufsbegleitende Ausbildung bestanden und wirken in Volkshochschulen, Bioläden, Lehrküchen, Krankenhäusern, ärztlichen Praxen, Krankenversicherungen und ähnlichen Bereichen.

Auf der Lahnhöhe erhalten sie durch das GGB-Expertenteam nicht nur eine sorgfältige Grundlagenausbildung über die vitalstoffreiche Vollwerternährung und den Krankmacher der „entnatürlichten" (denaturierten) Zivilisationsernährung (raffinierter Fabrikzucker, Auszugsmehle, fabrikatorische Öle und Fette, tierisches Eiweiß usw.), sondern gewinnen auch Einblick in die leibseelischen Zusammenhänge der Krankheiten.

Anfragen zur Gesundheitsberater-Ausbildung wie zu den Selbsterfahrungsgruppen, Lebensberatung, Paartherapie und Psychotherapie bei Dr. Mathias Jung und weiteren Tages- und Wochenendseminaren sowie Einzelberatung sind zu richten an die Gesellschaft für Gesundheitsberatung GGB e.V., Dr.-Max-Otto-Bruker-Str. 3, 56112 Lahnstein (Tel.: 0 26 21 / 91 70 10, 91 70 17, 91 70 18, Fax: 0 26 21 / 91 70 33, www.ggb-Lahnstein.de).

Fordern Sie ebenfalls ein kostenloses Probe-Exemplar der Zeitschrift „Der Gesundheitsberater" an.

Bücher von Dr. med. M. O. Bruker

Unsere Nahrung – unser Schicksal

Lebensbedingte Krankheiten

Idealgewicht ohne Hungerkur

Stuhlverstopfung in 3 Tagen heilbar – ohne Abführmittel

Herzinfarkt, Herz-, Gefäß- und Kreislauferkrankungen

Leber-, Galle-, Magen-, Darm und Bauchspeicheldrüsenerkrankungen

Erkältungen müssen nicht sein

Rheuma – Ursache und Heilbehandlung

Biologischer Ratgeber für Mutter und Kind (Bruker/Gutjahr)

Diabetes und seine biologische Behandlung

Allergien müssen nicht sein

Hilfe bei Kopfschmerzen, Migräne und Schlaflosigkeit

Zucker, Zucker... Krank durch Fabrikzucker (Bruker/Gutjahr)

Cholesterin, der lebensnotwendige Stoff (Bruker/Gutjahr)

Wer Diät ißt, wird krank (Bruker/Gutjahr)

Osteoporose – Dichtung und Wahrheit (Bruker/Gutjahr)

Reine Frauensache (Bruker/Gutjahr)

Fasten – aber richtig (Bruker/Gutjahr)

Der Murks mit der Milch (Bruker/Jung)

Störungen der Schilddrüse (Bruker/Gutjahr)

Candida albicans, Pilze, Mykosen, Bakterien (Bruker/Gutjahr)

Krampfadern (Bruker/Gutjahr)

Ärztlicher Rat aus ganzheitlicher Sicht

Vorsicht Fluor (Bruker/Ziegelbecker)

Naturheilkunde – Richtige und erfolgreiche Anwendung zu Hause (Bruker/Gutjahr)

Aufmerksamkeiten (Für jeden Tag des Jahres: Zitate, Sprüche, Aphorismen)

Koch- und Rezeptbücher:

Das große Dr. M. O. Bruker Ernährungsbuch (Ilse Gutjahr)

Iß mein Kind (Ilse Gutjahr)

… einfach raffiniert! (Ilse Gutjahr)
Neue Vollwertrezepte ohne tierisches Eiweiß
– schnell, lecker & gesund!

Streicheleinheiten, Von der Kunst, schmackhafte Brotaufstriche zu zaubern (Gutjahr/Richter)

Lust ohne Reue, Vollwertrezepte ohne tierisches Eiweiß (Waltraud Becker)

Fantastisch frisch! Vielseitige Frischkost für Feinschmecker (Doris Böge/Kirsten Christoff)

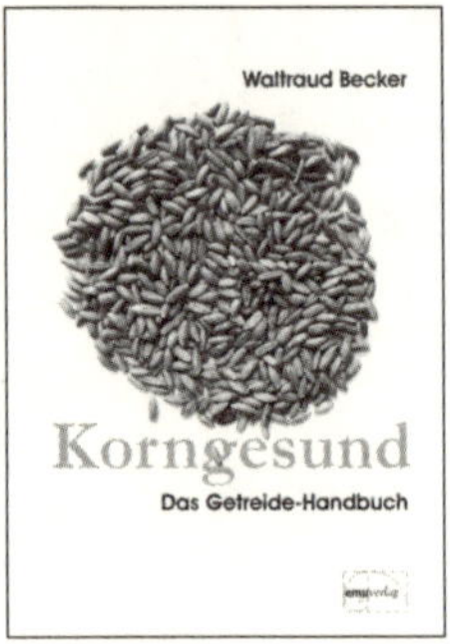

Waltraud Becker

Korngesund
Das Getreidehandbuch

ISBN 3-89189-105-9
emu-Verlag

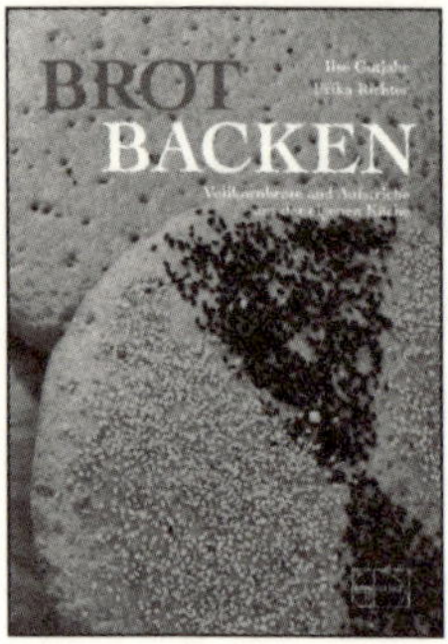

Ilse Gutjahr/Erika Richter

Brot backen

ISBN 3-89189-113-X
emu-Verlag

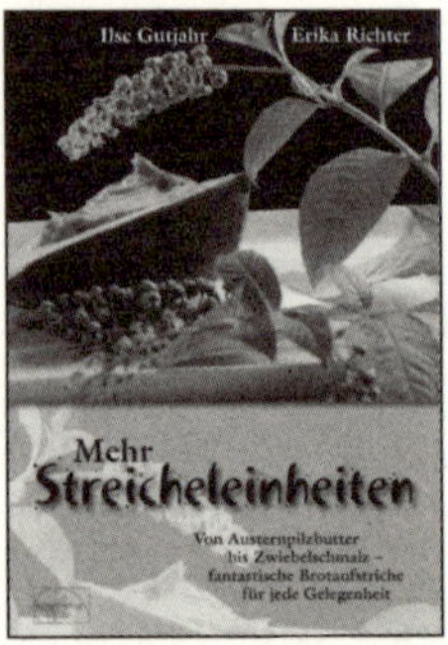

Ilse Gutjahr/Erika Richter

Mehr Streicheleinheiten

ISBN 978-3-89189-170-4
emu-Verlag

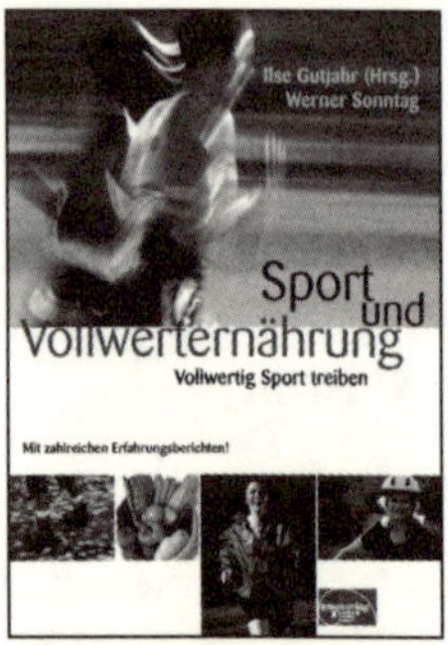

Ilse Gutjahr (Hrsg.)
Werner Sonntag

Sport und Vollwerternährung
Vollwertig Sport treiben

ISBN 3-89189-108-3
emu-Verlag